O GUIA DO Papai

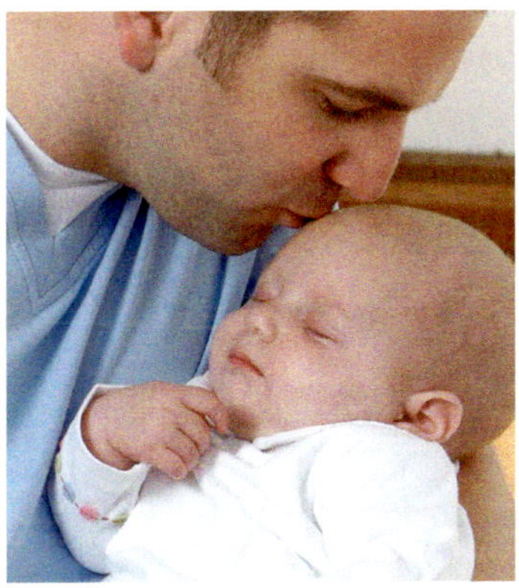

Colin Cooper

Editora Novo Conceito

1ª Impressão – 2010

Produção Editorial
Equipe Novo Conceito
Assistente Editorial: Gabriela Abramo de Oliveira
Produtora Gráfica: Josiane Sozza

Tradução: Marsely de Marco Martins Dantas
Preparação de Texto: Beatriz Simões Araújo
Revisão de Texto: Equipe Novo Conceito
Diagramação: Heber Maia (Parceria OnLine)
Capa: Adaptação do projeto original (Parceria OnLine)

Este livro segue as regras do Novo Acordo Ortográfico da Língua Portuguesa

Dados Internacionais de Catalogação na Publicação (CIP)
(Câmara Brasileira do Livro, SP, Brasil)

Cooper, Colin
O guia do papai / Colin Cooper ; [tradução Marsely De Marco Martins Dantas]. -- Ribeirão Preto, SP : Editora Novo Conceito, 2010.

Título original: A dad`s guide to babycare

1. Bebês - Cuidados e higiene 2. Bebês - Desenvolvimento 3. Crianças - Criação 4. Crianças - Cuidados 5. Pais e filhos I. Título.

10-07221 CDD - 649.122

Índices para catálogo sistemático:
1. Bebês e crianças : Cuidados e desenvolvimento : Vida familiar 649.122

Editora Novo Conceito

Rua Dr. Hugo Fortes, 1885
Pq Industrial Lagoinha
CEP 14095-260
Ribeirão Preto - SP
www.editoranovoconceito.com.br

Sumário

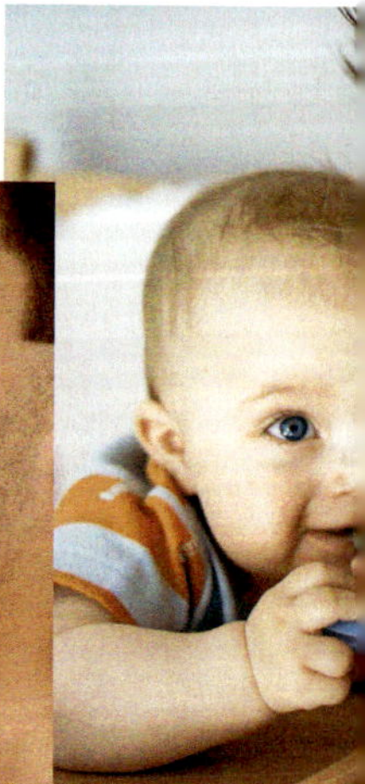

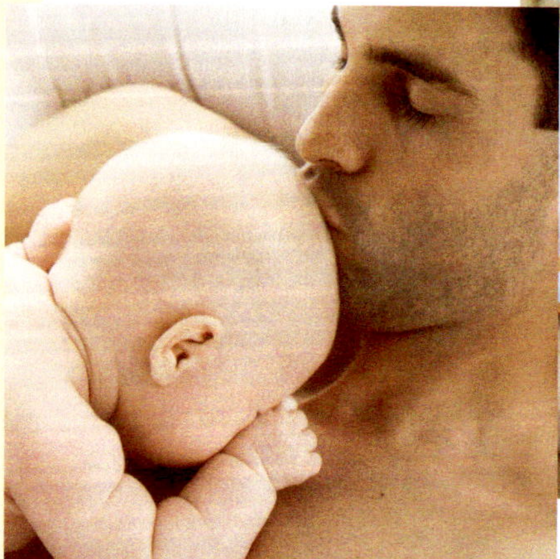

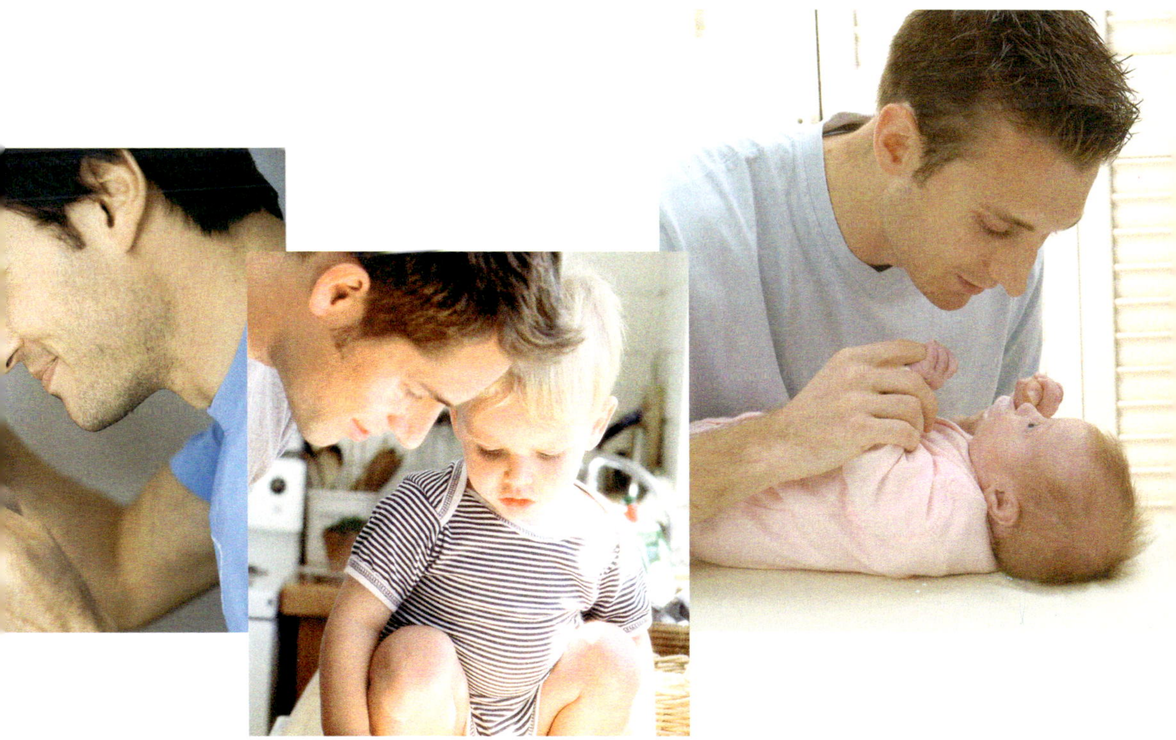

Introdução

As mamães de primeira viagem tendem a considerar inútil a presença do papai. Será que elas têm razão? Bem, como estamos generalizando, a resposta para essa pergunta seria "Sim", mas este não é um problema sem solução.

Temos de aceitar que as mulheres serão, naturalmente, as principais cuidadoras do bebê. Estão biologicamente sintonizadas para este papel e o corpo feminino oferece tudo o que um recém-nascido precisa para sobreviver. Porém, isso coloca muita pressão em cima das mães e pode acabar causando problemas a ambos – pai e mãe. A mamãe precisará de ajuda, apesar de sentir-se como a única pessoa capaz de cumprir a tarefa adequadamente; o papai pode se sentir excluído e então tornar-se "inútil" de fato.

O papai de primeira viagem deve sinalizar a intenção de estar integralmente envolvido nos cuidados com o filho o quanto antes, e passar a cumprir sua promessa assim que o bebê nascer. Tanto o papai quanto a mamãe devem ter claro em suas mentes que as responsabilidades com o bebê e a casa deverão ser divididas igualmente, sempre que possível.

A mamãe de primeira viagem sempre acreditará que consegue fazer as coisas de maneira mais rápida para o bebê do que qualquer outra pessoa (e ela provavelmente tem razão). Dessa forma, recusará ajuda com frequência, mesmo estando desesperada no momento em que a ajuda for oferecida. É estressante, dirá a mamãe, e não há tempo para mostrar o que fazer. Isso significa que, além do papai ter sido colocado para escanteio, ele nem tem chance de aprender para que possa tomar a iniciativa da próxima vez. Portanto, papai, você tem que ser incisivo para demarcar suas funções, assim como precisa mostrar-se confiante no que está fazendo a fim de que fique claro que você realmente tem algo a oferecer.

A maioria dos papais aprende a cuidar do bebê por meio de tentativa e erro, tentativa e erro, tentativa e erro. Este livro tem o objetivo de apresentar um atalho à sabedoria dos pais mais experientes, que aprenderam da maneira mais difícil.

Alguns dos conselhos funcionarão imediatamente, outros funcionarão um dia, mas não no dia seguinte. Você até zombará de alguns conselhos e virará a página – parecerão loucos ou apenas irrelevantes à sua vida diária. Tudo bem, pois não há regras quando se trata de criar bebês; cada criança é única. Mas, às vezes, as ideias mais improváveis podem funcionar quando você menos esperar. Assim é melhor tentar abordagens diferentes, pois você poderá se surpreender.

Há capítulos que falam sobre todas as técnicas básicas, além de algumas grandes ideias para mexer com a sua cabeça, tais como o fato de ter a responsabilidade de ser o modelo para o outro. Você aprenderá rapidamente o que deve ser feito e como deve ser feito. Depois disso, só fica faltando a prática. E adaptações sempre poderão ser feitas por meio de conversas com sua companheira, visando atender as necessidades dela e do bebê.

Resumindo, este livro contém tudo o que você precisa para se tornar útil.

Boa sorte!

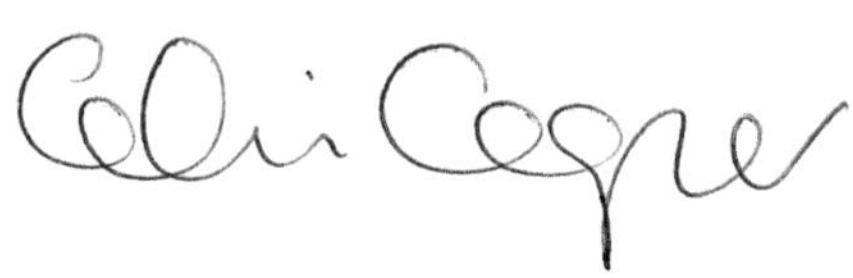

1

Meu Bebê Chegou

A Aparência do Bebê

Menino? Menina? Alienígena? Todos os bebês se parecem com o ET, com ou sem uma saudável cabeleira. Ajudaria pensar qual seria sua aparência após ter passado nove meses confinado em uma banheira de água quente, culminando com o fato de ter sido sugado pelo ralo – enrugado, inchado e machucado seriam as primeiras palavras que viriam à mente. É claro que o bebê pode ser bonito logo de cara. Mas, se você achar que não, outros adoráveis membros da família o convencerão de que o bebê é excepcionalmente lindo!

ESTABELEÇA AS PRIORIDADES

As primeiras horas após o nascimento devem ser de alívio e recuperação. O bebê deve ser gentilmente acomodado no novo mundo, sua companheira precisará muito de descanso e você ficará se sentindo meio fora do ar. Haverá coisas práticas a serem organizadas, mas atenha-se às necessidades imediatas da sua nova família em vez de sair por aí procurando "algo para fazer". O que mais sua companheira irá apreciar será a atenção total dada a ela e ao bebê; vendo e ouvindo o quanto você os ama. Em um nível bem básico, sua "aceitação" ao bebê é vital para iniciar o relacionamento familiar com o pé direito. Sua companheira precisa sentir que ela e o bebê têm seu apoio incondicional nos anos que estão por vir, então comece do mesmo modo que pretende continuar, e passe seu tempo dizendo como se sente e ouvindo como ela se sente.

Cabeça – O crânio do bebê pode ficar achatado com uma forma levemente pontiaguda. Isso pode acontecer durante um parto normal e de forma mais acentuada em partos cesariana. Em ambos os casos, o bebê ficou muito tempo de cabeça para baixo no canal do parto. Não se preocupe; isso vai se igualando gradualmente. Bebês que nascem com a ajuda de fórceps ou vácuo extrator podem ter ferimentos.

Fontanelas (moleiras) – Haverá algumas partes moles e pulsantes no crânio do bebê para permitir a flexibilidade de ser comprimido pelo canal do parto. As fontanelas não se fecham totalmente até o segundo ano de vida, mas estão cobertas por uma grossa membrana.

Cabelos – O bebê pode ter uma vasta cabeleira ou não ter cabelo algum. O cabelo que tiver será logo substituído por um novo que pode ter cor e textura diferentes.

Orelhas – Algumas partes das orelhas podem estar dobradas no nascimento, gradualmente, retornarão à forma natural.

Olhos – Podem estar inflamados ou inchados e apenas ficarem abertos em determinado momento. A maioria dos bebês da raça branca tem olhos azuis escuros no princípio, ao passo que a maioria dos asiáticos ou afrodescendentes tem olhos cinzas ou marrons ao nascer. A cor verdadeira só aparecerá a partir do sexto mês.

Nariz – Pode estar achatado.

Boca – Muito raramente pode ocorrer de um bebê ter um dente prematuro que precisará ser removido.

Pele – A aparência da pele do bebê pode diferir dependendo do fato dele ter nascido prematuramente, na hora certa ou tardiamente. As duas coisas a serem notadas são lanugo – uma plumagem delicada; e verniz – uma graxa branca, protetora, que cobre a pele. Quanto mais tempo o bebê ficar no útero, menores serão as chances de ter algum problema.

Tórax – Os mamilos podem ficar inchados e com secreção devido aos hormônios. Inchaço ou secreções desaparecerão em alguns dias.

Cordão umbilical – O cordão umbilical será clampeado para evitar sangramentos. Logo secará, ficará preto e finalmente cairá.

Genitália – A princípio e com frequência estão inchados por conta da grande dose de hormônios vindos da mãe antes do nascimento.

Dedos – Os dedos e unhas estão perfeitamente formados no nascimento. As unhas podem estar afiadas e algumas vezes azuis. Esse azulado desaparece em poucos dias.

Postura – Os joelhos do bebê estarão unidos, bem próximos ao corpo.

Pés – Estão perfeitamente formados no nascimento. Os pés e os dedos parecem delicados, mas podem ser bastante flexíveis.

A História de Mike

Quando minha filha nasceu, ela parecia machucada e abatida. Seu parto foi longo, difícil e precisou da ajuda de fórceps. Ela era uma coisinha tão pequena; fiquei maravilhado ao ver como foi durona ao passar por tudo aquilo. A marca dos fórceps era claramente visível na cabeça e a pele ficou bem ferida. Foi uma experiência traumática, mas em poucas semanas as marcas desapareceram e tudo que dava para ver era como ela era linda.

Do que o Bebê Precisa

Assim que o bebê nasce, você precisa saber como ele "funciona", para que possa ter certeza de que suas necessidades sejam atendidas. Na verdade, elas podem ser resumidas em uma concisa lista de três necessidades: alimentação, sono e calor humano. Também precisará que as fraldas sejam trocadas de seis a doze vezes por dia, mas isso você provavelmente já sabe.

Não há dúvida de que sua companheira cuidará disso a maior parte do tempo, especialmente se ela estiver amamentando. Mas se você entender o que se passa com seu bebê, poderá oferecer ajuda sempre que houver oportunidade. Sua companheira ficará confiante ao perceber seu interesse em desenvolver habilidades de cuidados com o bebê. E a cada minuto em que interagir com o bebê haverá uma chance de construir uma relação entre vocês. Você saberá quando o bebê precisar de qualquer uma das três necessidades essenciais, pois será instruído por um veículo milenar – o choro.

Alimentação

O bebê alimenta-se, em média, doze vezes ao dia, enquanto se estabelece em um período de rápido crescimento após sair do útero. Na verdade, nos primeiros dias após o nascimento, o peso do bebê cai em torno de 10 por cento, mas isso será reposto nas semanas seguintes. O peso então passa a subir rapidamente no primeiro ano de vida, frequentemente em uma média de meio quilo por mês.

100 A quantidade de excremento, em quilos, que um bebê expele nos primeiros dois anos e meio de vida (mais cerca de 250 litros de urina).

O bebê pode viver exclusivamente de leite nos seis primeiros meses até que alimentos sólidos sejam introduzidos. Tanto o leite materno quanto o artificial contêm tudo o que o bebê precisa para desenvolver-se adequadamente, embora apenas o leite materno contenha os ingredientes naturais que enriquecem o sistema imunológico.

Sono

Bebês precisam dormir muito. E a menos que tenham algum problema como cólica – o que pode fazê-lo chorar por horas – você provavelmente se perguntará por que falam tanto sobre as noites mal dormidas. Na verdade, se tiver sorte, sua licença paternidade poderá ser bem tranquila.

15 O número de horas que o bebê dorme por dia nos primeiros três meses de vida.

O bebê está crescendo muito, teve uma traumática experiência ao nascer e está aprendendo uma forma totalmente nova de viver. É óbvio que esteja exausto! Entretanto, é improvável que durma longos períodos e provavelmente acordará a cada três ou quatro horas, dia e noite – esta é a parte difícil.

Gradualmente, a quantidade de sono necessária diminuirá, mas ainda será preciso dormir 12 horas por noite até os três anos de idade. O desafio para você e sua companheira será o de educar o bebê quanto a bons hábitos de sono para ter certeza de que não acorde mais à noite até os três anos de idade.

8 O peso médio, em quilos, que você carregará segurando um bebê de oito meses. Aos dezoito meses, o peso médio do bebê é de doze quilos.

Calor Humano

Existem muitos estudos que mostram a importância do calor humano para o desenvolvimento físico e mental dos bebês. Todos nos sentimos bem após um abraço – e não será diferente com o bebê. Infeliz por ter sido arrancado do útero aconchegante, ele precisará de toda confiança e conforto possíveis para se sentir feliz nesse mundo. Você pode até sentir que o bebê deveria começar a desenvolver certo senso de independência assim que possível, mas deixá-lo chorar com tão pouca idade simplesmente fará com que ele se sinta sozinho no mundo sem ninguém que o ame. Por outro lado, carregá-lo e segurá-lo irá ajudá-lo a se sentir emocionalmente seguro. Na verdade, você se surpreenderá com o quanto de colo terá de dar ao seu bebê nos primeiros seis meses de vida visando tentar recriar os sentimentos de segurança e mobilidade vividos no interior do útero.

Instintos de Sobrevivência

O bebê exibirá uma variedade de reflexos nos primeiros seis meses de vida, todos relacionados a suprir as necessidades básicas – na prática, uma série de instintos de sobrevivência arraigados que fazem parte da constituição humana desde o início.

Reflexo de prensão. Se você colocar seu dedo na mão do bebê, a mão dele se fechará fortemente. Esse reflexo pode ser tão forte que dá para quase erguer o bebê pelos braços. Esse reflexo geralmente desaparece depois de quatro meses.

Reflexo do movimento de andar. Se você segurar o bebê ereto debaixo dos braços, deixando-o tocar os pés no chão, ele naturalmente dará passos e tentará mover-se para frente. Esse reflexo geralmente desaparece quando o bebê chega aos dois meses de vida.

Reflexo de sucção. O instinto natural do bebê é sugar qualquer coisa que é colocada em sua boca – o seio da mãe, o bico da mamadeira, ou o dedo. É um instinto crucial de sobrevivência e uma forte sucção é sinal de um bebê saudável. Ele suga o dedão ou outro dedo para acalmar-se.

Reflexo de sobressalto. Quando o bebê ouve um barulho alto ou é movido repentinamente, suas mãos serão projetadas para o lado e os dedos se abrirão. Depois, os braços voltarão ao peito, os punhos serão cerrados fortemente e, em seguida, provavelmente haverá um episódio de choro.

Reflexo do mergulho. Embora você nunca deva deixar seu bebê nadar debaixo d'água, se colocar um recém-nascido debaixo da superfície por pouco tempo, ele nadará feliz, pois seus pulmões serão automaticamente selados embaixo d'água.

Reflexo perioral. Faça cócegas na bochecha do bebê e ele virará nessa direção para tentar sugar seu dedo; isso o ajuda a encontrar comida. Mexa em seus lábios para encorajá-lo a se alimentar. Esse reflexo continua por todo o período de amamentação.

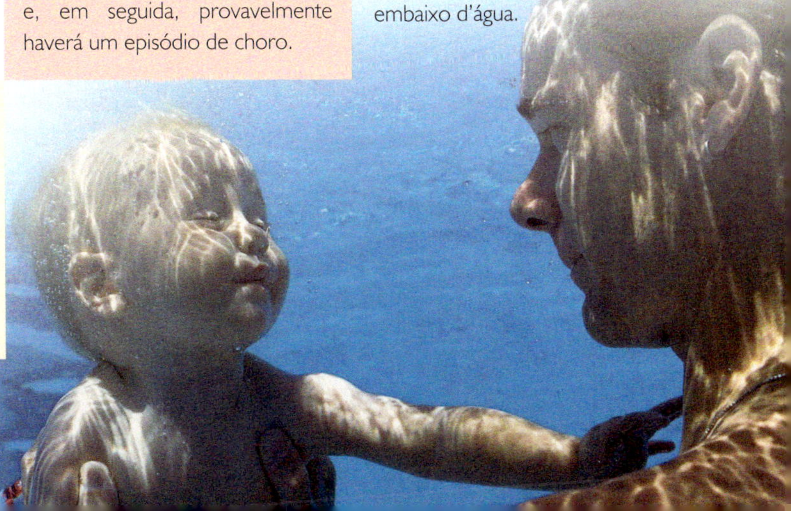

O que o Bebê Pode Fazer

O objetivo principal nas primeiras seis semanas de vida do bebê é adaptar-se ao mundo, muito diferente do útero. Ele passou nove meses flutuando em um ambiente que cuidava de todas as suas necessidades – agora tem que chorar para comer e para todo o resto. Então, a princípio, é um choque terrível para ele.

Conforme vai ficando mais confortável, começará a explorar seu corpo e seu novo ambiente. Com a sua ajuda, se desenvolverá tão rapidamente – tanto física quanto psicologicamente – que algumas vezes você chegará a perceber mudanças diárias.

Geralmente os maiores desenvolvimentos tendem a acontecer em espaços de tempo menores. Haverá momentos em que o bebê parecerá estar à beira de uma mudança, como se estivesse armazenando informação e soubesse estar a um passo de dar um salto rumo ao desconhecido. Então, ele dá esse salto e passa a fazer coisas que no dia anterior você nem imaginava que seriam possíveis. Mas todas as crianças são diferentes e desenvolvem habilidades diferentes em um ritmo diferente, e qualquer guia de informações gerais só pode ser visto como exemplo. Alguns bebês andarão com 10 meses, mas poderão levar mais tempo que o normal para desenvolver habilidades linguísticas, ao passo que outros tagarelarão confiantemente aos dezoito meses, mas não andarão até se aproximarem dos dois anos de vida.

Semana 4
Olha para o lado para procurar de onde vem o som. Observa alertamente ao ser alimentado e quando falam com ele. Para de chorar ao ser pego e ao ouvir vozes. Ao ficar de barriga para baixo, poderá erguer a cabeça por um minuto.

Semana 6
O bebê começa a te reconhecer e a sorrir para você, mesmo que você não esteja falando com ele. Quando você sorri e fala ao mesmo tempo, ele pode sorrir de volta e gorgolejar.

Semana 8
O bebê pode olhar para as próprias mãos, abri-las, segurar uma com a outra e brincar com os dedos. Ele também pode focar em um brinquedo e segui-lo se estiver a vinte centímetros do seu rosto. Esta é uma fase importante para que a conexão entre o ver, ouvir e tocar seja estabelecida.

Semana 10
Começa a interessar-se pelo o que acontece ao seu redor. Fica acordado por períodos mais longos.

Três meses
Erguerá os olhos ao ser alimentado. Começa a perceber as coisas que lhe dão prazer. Por exemplo, fica agitado ao ver a mamadeira ser preparada.

Quatro meses
Mostra curiosidade por coisas novas e as leva à boca. Curte bater os pezinhos quando segurado em posição ereta. Pode começar a segurar os joelhos e empurrar usando os pés, além de erguer os ombros para empurrar com as mãos, usando músculos que mais tarde serão necessários para engatinhar. Pode focar em uma grande variedade visual e segurar coisas com mais facilidade. Pode começar a chorar quando você sair do ambiente em que ele está.

Cinco meses
Os músculos das costas estão fortalecidos e consegue sentar confortavelmente, desde que tenha algum tipo de apoio para a base da coluna. Também consegue mover a cabeça para os lados.

Seis meses
Pode ficar excitado quando ouvir a voz de alguém conhecido. Sorri e gargalha e começa a usar as mãos para explorar diferentes texturas. Estende uma ou ambas as mãos para segurar um brinquedo. Pode erguer a cabeça, o tórax e o abdômen do chão ao deitar de barriga para baixo.

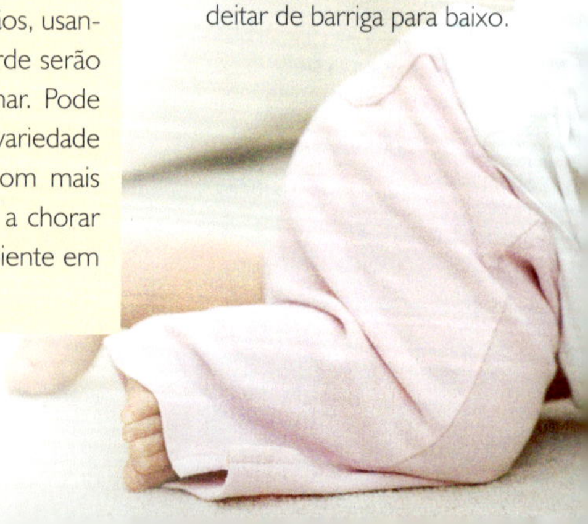

Essa incerteza é parcialmente o que faz com que o desenvolvimento do seu bebê, em particular, seja tão fascinante de se observar, e o primeiro ano provavelmente será uma das épocas mais excitantes da sua vida. Então, almeje estar envolvido o máximo possível e tente não perder os primeiros sorrisos, engatinhadas, passos e palavras – são coisas que ficarão gravadas em sua memória para sempre.

VAMOS CONVERSAR | SOBRE ENTENDER AS MUDANÇAS

Ter de voltar ao trabalho parece um verdadeiro choque e você se perguntará como conseguirá entender as mudanças no desenvolvimento de seu filho tendo de passar tanto tempo fora de casa. Sua companheira está totalmente absorta nos cuidados com o bebê vinte e quatro horas por dia e nem sempre poderá reconhecer mudanças que para você seriam significativas. Diga a sua companheira como está interessado em todas as pequenas coisas de sua vida diária e encoraje-a a começar a fazer um pequeno diário. Isso é algo que muitas mamães gostariam de ter feito, mas nunca conseguiram tempo. Isso ajudaria a manter o papai atualizado, ajudaria a fazer a mamãe expressar seus sentimentos e trabalhar seu estresse e, obviamente, seria um excelente registro de um período a ser relembrado no futuro.

Sete meses

Começa a usar os dedos da mão para pegar e segurar. Pode repetir palavras de uma sílaba, por exemplo, "ma-ma, pa-pa". Começa a usar a colher. Pode conseguir apoiar-se na posição de engatinhar com apenas uma mão.

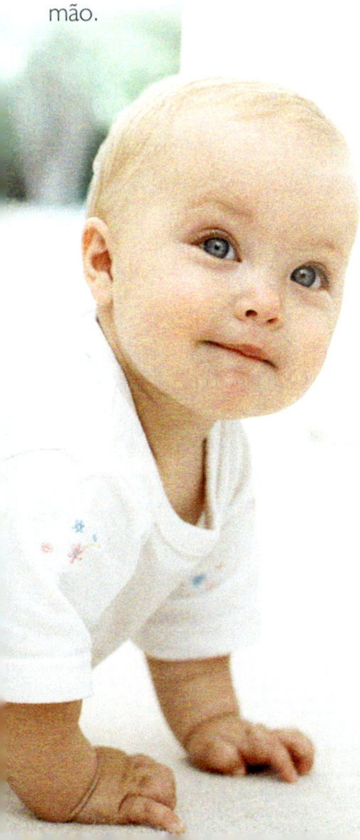

Oito meses

Pode ficar sentado por longos períodos sem apoio e apoiar-se para pegar coisas. Pode conseguir erguer-se em quatro apoios e rastejar, empurrar e virar. Começa a engatinhar ou pode preferir arrastar-se pelo chão de barriga ou de bumbum.

Nove meses

Pode levantar-se usando o apoio da mobília; engatinhar ou arrastar-se de bumbum; achar mais fácil engatinhar para trás a princípio; reconhecer seu próprio nome. Brincar de cadê o nenê. Gostará de levar alimentos à boca. Pode apontar objetos, bater palmas e dar adeus com as mãos.

Dez meses

Consegue ficar em pé sem segurar em nada, mas não tem equilíbrio ainda para manter a posição. Pode abrir os dedos para soltar um objeto e vai adorar derrubar as coisas que estiver segurando. Vai parar de fazer algo quando ouvir a palavra não.

Onze meses

Consegue ficar de pé e mantém a posição por mais tempo. Pode andar de lado ao redor da mobília.

Doze meses

Fica em pé sozinho e pode dar alguns passinhos. Consegue pegar pequenos objetos e adora jogar coisas, bem como encher e esvaziar recipientes. Pode pronunciar sua primeira palavra de verdade, identificando um objeto ou uma pessoa. Pode entregar um brinquedo ou outro objeto se pedir a ele. Ouve e aponta para algo familiar em um livro de histórias. Ao ser abraçado de forma afetuosa, retribui com o mesmo carinho.

Como Papai e Bebê Podem se Relacionar

Nas primeiras horas de vida do bebê, há uma boa chance dele ouvir sua voz e virar-se para você. Ele ainda não pode enxergá-lo propriamente, mas reconhece a sua voz. Você é o pai desde que ele estava no útero da mãe e podia ouvir sons vindos do mundo externo. Um desses sons que ele ouvia frequentemente era sua voz. Você já era parte da vida e do ambiente dele antes de nascer, portanto, a relação já foi estabelecida e agora cabe a você construí-la a partir desse forte início.

No começo é bem provável que você se sinta estranho, pois ainda não tem um papel definido, além de apoiar continuamente a sua companheira como fez durante a gravidez e o nascimento. E o bebê parece estar puramente interessado em ser alimentado pela mãe. Sendo assim, o que você pode fazer para construir uma relação?

Como já disse, seu bebê pode muito bem reconhecer a sua voz desde o útero. De lá de dentro, sua audição parecia mais sintonizada em baixa frequência, portanto, vozes mais profundas eram mais audíveis – exceto pela voz da mãe, pois como o bebê estava dentro do corpo da mãe, sua voz vinha de forma mais direta, apesar do tom mais leve. A situação é similar agora que o bebê está fora do útero. Nas primeiras semanas e meses, ele saberá que você está com ele, mas a relação mais direta será com a mãe, a quem ele está programado a ficar próximo para poder sobreviver.

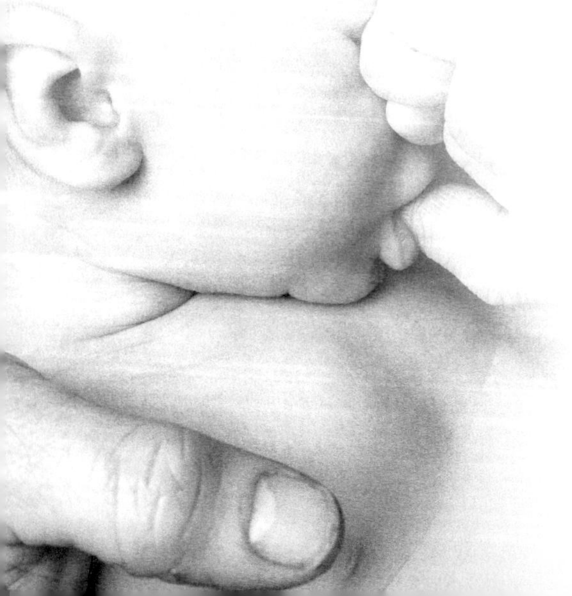

Então, para que você, papai de primeira viagem, tire o maior proveito das oportunidades limitadas que terá para desenvolver uma ligação com seu bebê, é importante que entenda as formas com as quais seu bebê se relaciona com você.

- Ficar bem próximo é fundamental. O recém-nascido só consegue enxergar cerca de 20 centímetros de si, então dê a ele a melhor vista que conseguir. Na verdade, é fato que bebês conseguem imitar as expressões faciais do pai dentro de uma hora após ter nascido. Isso não apenas nos diz que os bebês são mais desenvolvidos do que imaginamos, como também serve para encorajar os pais a fazerem um esforço extra para se comunicar.
- O senso de toque ainda está em desenvolvimento, mas ele perceberá, com certeza, que seu rosto barbado é diferente do da mãe – você só tem de tomar cuidado para não arranhar a pele sensível do bebê.
- Quanto ao olfato, ele tem essa percepção desde o útero, mas não vai reconhecê-lo pelo cheiro da forma como fará com a mamãe. Segurá-lo bem perto de você ajudará o bebê a armazenar seu cheiro na memória.
- Carregá-lo em seus braços, ninando-o gentilmente, é uma ótima maneira de criar laços, e o movimento ajuda o bebê a desenvolver seu senso de equilíbrio.
- Falar com o bebê é muito importante. Ele adorará ouvi-lo conversar e cantar para ele enquanto o nina. Alimentá-lo criará a atenção perfeita de pai para filho. Até lá, deixe o bebê sugar o seu dedo mindinho quando ele precisar sentir confiança.

2

De Repente, Sou Papai!

Reações Emocionais

Como você está se sentindo? Esta não é uma pergunta feita com frequência aos papais nas primeiras semanas após o nascimento. E quando perguntada, não se espera realmente uma resposta apropriada – é mais uma piada do que uma indagação genuína sobre o bem-estar do pai. Afinal de contas, foi a mãe quem teve meses de desconforto, uma experiência de parto dolorosa, além dos meses de exaustão que ainda estão por vir. Mas falar sobre a saúde do homem é um assunto que está em alta agora, e há crescentes pesquisas feitas nessa área.

Só o fato de estar presente no parto, força o pai a sentir a grande variedade de emoções. As semanas seguintes ao nascimento podem ser igualmente difíceis. A excitação relativa à organização do grande evento e a euforia de segurar seu próprio filho podem rapidamente transformar-se em insegurança, ressentimento e medo do futuro, conforme o papai for caindo na real.

Além de todas essas novas responsabilidades, você terá menos tempo, menos dinheiro e menos energia. Você poderá se sentir culpado se não estiver presente no parto, ou pode sentir ter colocado sua companheira em uma situação dolorosa ao assistí-lo. Se o parto foi difícil e você teve de se preparar e correr com a equipe médica ao centro cirúrgico, você ficará em estado de choque nos próximos dias. Alguns homens ficam tristes com o sexo do bebê, pois realmente esperavam um bebê do sexo oposto do que nasceu; outros se sentem muito felizes com o sexo do bebê, mas preocupam-se com o fato de não sentirem o amor intenso que imaginavam acontecer instantaneamente.

Assim, vários tipos de reações emocionais podem ocorrer.

Mas você é homem, e o estereótipo do homem é ser forte, silencioso e com capacidade de superação. São permitidas algumas lágrimas na hora do parto, mas depois disso você tem que ir levando. É isso que sua família e amigos esperam de você, e talvez até mesmo sua companheira, acreditando que você é fracassado se não cumprir o estereótipo.

Felizmente, a grande maioria dos homens consegue superar as primeiras semanas instáveis e caminhar em direção à intensa e agradável experiência da paternidade. E a melhor maneira de ter certeza de ter se livrado de qualquer tipo de depressão pós-parto é envolvendo-se com os cuidados com o bebê. Você tem de aceitar que esse novo acréscimo à sua vida vai ser o centro das atenções – permanentemente. Assim que

DEPRESSÃO PÓS-PARTO MASCULINA

Por muito tempo acreditava-se que a depressão pós-parto era uma condição que só afetava a mamãe, mas pesquisadores estão agora estudando seriamente essa questão em papais. Um estudo recente com mais de oito mil pais na Grã-Bretanha, mostrou que, oito semanas após o parto, um em cada vinte e cinco homens sofreu de depressão pós-parto em comparação com uma em cada dez mães. É claro que quase todo mundo passará por semanas difíceis, mas se o sentimento continuar, a depressão de fato pode vir como um golpe devastador à família, chegando ao ponto de um dos pais sair de casa ou ter desejos de suicídio. Tem sido sugerido também que a depressão em pais de primeira viagem particularmente afeta negativamente o desenvolvimento dos filhos, pois parecem ter sido influenciados pelo comportamento de seus pais na mais tenra idade.

O grande problema para os homens é que são muito menos prováveis de procurar ajuda do que as mulheres. Mas depressão não é algo do qual tenha de se sentir envergonhado, e o tratamento necessário é geralmente bem simples.

você relaxar diante dessa ideia e se esforçar o máximo possível, sua autoestima retornará à medida que sua confiança for crescendo, e logo começará a sentir o amor sendo retribuído em abraços, beijos e sorrisos.

VAMOS CONVERSAR | SOBRE SENTIR-SE DEPRIMIDO

A depressão real pode ser difícil de reconhecer durante os turbulentos meses após o nascimento, e profissionais da saúde não estão treinados para perceber os sintomas em pais. Se você perceber falta de interesse em atividades rotineiras, dificuldade de concentração ou de tomar decisões, sentimentos de inutilidade ou culpa, mudança de apetite ou sono e excessiva ansiedade em relação à saúde do bebê, é possível que esteja deprimido.

A melhor coisa a fazer nesse ponto é falar com sua companheira, ou com um amigo ou com um profissional da saúde – assim você já começa a resolver o problema. Tenha em mente que, sendo homem, é mais provável que sofra de depressão se estiver desempregado. Se você já tiver sofrido depressão antes ou se sua companheira estiver deprimida.

Reorganizando Suas Prioridades

Responsabilidade é algo que deve acompanhar o bebê desde o momento do parto. Se você não teve esse sentimento antes, com certeza terá na hora em que o cordão umbilical for cortado. Seu bebê faz parte do mundo agora, e sua companheira não é mais a única pessoa responsável pelo bem-estar dele. Ele é seu filho e sua responsabilidade pelo menos durante os próximos dezoito anos. É um novo sentimento grandioso com o qual alguns papais têm dificuldade de lidar.

Há basicamente duas maneiras de encarar a responsabilidade. Você pode aceitá-la de má vontade e sentir-se intimidado por ela ou pode aceitá-la com uma atitude positiva, proativa, fazendo com que não só você, mas todos ao seu redor sintam-se bem.

Se você escolher a primeira opção e sair por aí tentando manter a vida exatamente como era antes, nesse caso, você começará a passar muito tempo se perguntando por que foi querer ter um filho. Somente escolhendo a segunda opção, a paternidade positiva e proativa, é que encontrará respostas a essa pergunta.

Inevitavelmente, um estilo de vida mais voltado à família significa menos tempo para atividades não familiares, como sair à noite após o trabalho, passar tempo a dois com sua companheira e até mesmo espalhar-se pela sala lendo o jornal de domingo de manhã.

Em suma, ter um bebê força o pai a crescer. E se você ainda não cresceu, então chegou a hora de reorganizar suas prioridades. Quais são as coisas realmente importantes na vida? Não só agora, mas no futuro também? Talvez essa seja a primeira vez que você tenha de vislumbrar mais do que alguns meses ou anos à frente. Por mais mórbido que pareça, chegou a hora de fazer um testamento.

Ao mesmo tempo em que você começa a pensar em todas essas grandes questões da vida, você também precisa rever suas finanças. Bebês não são baratos. Há muitos itens essenciais a serem comprados, como carrinho, berço, cadeirinha do carro, mais itens consumidos diariamente, como fraldas, roupas e possivelmente leite industrializado e mamadeiras. E a lista cresce proporcionalmente ao crescimento do bebê. Se você ainda não mudou de casa para acomodar o novo membro da família, sem dúvida começará a procurar por um lugar que tenha mais espaço.

Essa pode ser a primeira vez que você e sua companheira tenham de lidar com questões financeiras juntos, trabalhando em verdadeira parceria. Mas trata-se de uma área em que você pode assumir a liderança, assegurando-a de que ela não precisa se preocupar com esse assunto.

VAMOS CONVERSAR SOBRE FINANÇAS

O ideal é começar a falar sobre as questões financeiras antes do nascimento do bebê, pois há mais tempo e menos distrações. Mas esses assuntos são fáceis de serem postergados em momentos como esse. Agora que o bebê nasceu é que se pode ver a importância de se reorganizar as finanças da família. Mas sua companheira está imersa nos cuidados diários com o bebê e menos apta a ver a situação de forma mais abrangente. É preciso que a iniciativa sobre esse assunto seja sua, então arrume um tempo adequado para que vocês dois possam se sentar e conversar sobre isso. Não tente abordar muitas questões logo de cara, concentre-se apenas nos assuntos imediatos e garanta que as decisões sejam tomadas. Prepare-se com antecedência para que as opções sejam as mais diretas possíveis, mas seja cuidadoso quanto à participação da sua companheira, pois a opinião dela deve valer tanto quanto a sua.

Cuidando de Você

Não há nada de errado com papais de primeira viagem que passam o dia todo de pijama. Quando se está de licença paternidade, todas as normas sociais ficam suspensas. Se amigos, vizinhos ou parentes aparecem sem avisar, só para ver como vocês estão, o máximo que podem esperar de você é um rosto pálido aparecendo na janela. Dê a eles o seu melhor sorriso e faça um sinal de positivo com as mãos. Se eles não entenderem o recado, abra mais as cortinas e mostre o pijama amarrotado. Se isso ainda não fizer com que vão embora, chame a polícia.

A questão é que com tantas coisas acontecendo com seu bebê e sua companheira, fica realmente difícil lembrar de se cuidar de você mesmo. Mas sua família precisa que você seja forte o suficiente – tanto mental quanto fisicamente – para apoiá-los. Então esqueça das expectativas das outras pessoas e concentre-se em vocês três. Tente relaxar o máximo possível – até mesmo tirando uma soneca ocasional – e não se sinta na obrigação de fazer coisas que não sejam essenciais para o bem-estar da sua nova família.

Comer bem é algo que você realmente tem de fazer. Ao mesmo tempo em que uma boa nutrição é essencial a sua companheira, particularmente se ela estiver amamentando, você também precisa manter os níveis de vitaminas elevados para poder lidar com a falta de sono e as tarefas extras. E logo o seu bebê começará a atrair todas as viroses locais, portanto seu sistema imunológico precisa estar forte.

Tente aprender algumas receitas saudáveis em vez de confiar em comida pronta ou congelada. A boa alimentação pode ser um salva-vidas em épocas como a que você está vivendo, e a preparação pode ser uma ótima técnica de relaxamento. Sua companheira também apreciará uma boa comida caseira.

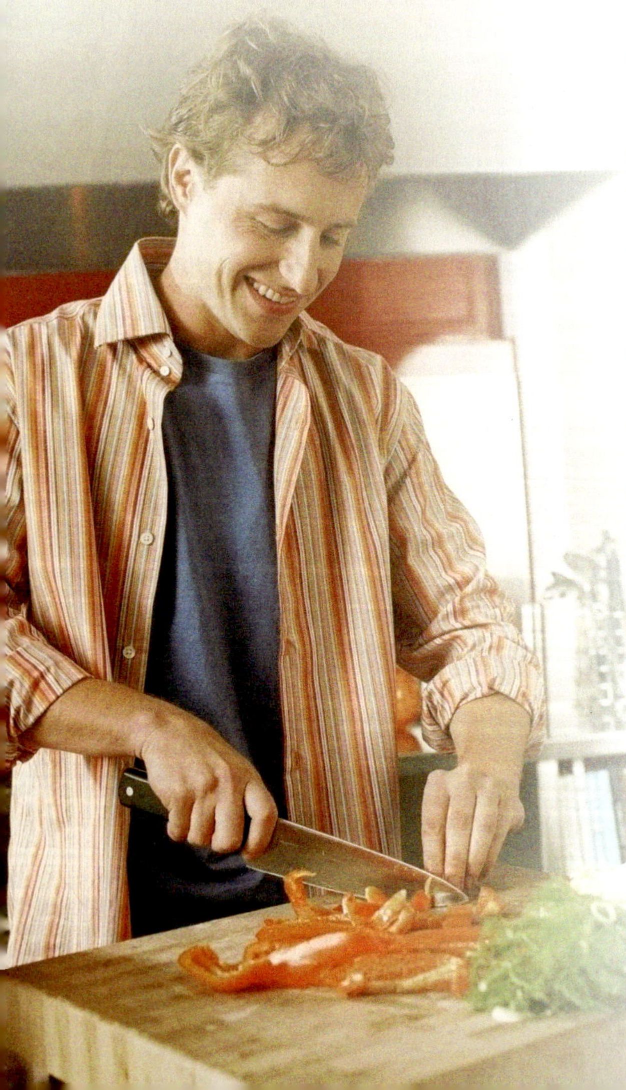

A História de Jake

Durante a minha licença paternidade, quase sempre a única razão que me fazia trocar de roupa durante o dia era quando precisava sair às compras no meio da tarde, ou então para buscar algo essencial. Eu também saia para comprar bolinhos para servir um chá da tarde, pois eles sempre pareciam elevar nosso espírito e nossa energia. Outra coisa que fazia era ir procurar por alguma surpresa para minha esposa – algo pequeno – como um bom sabonete, uma revista, um filme ou algo que ela gostasse muito de comer, mas não pôde durante a gravidez. Essas coisas sempre davam certo.

Cortando os Maus Hábitos

Há duas boas razões para rever seu comportamento pessoal, idealmente antes do bebê nascer. Em primeiro lugar, você logo perceberá que o bebê copia tudo que você faz. Praticamente, tudo o que um bebê faz vem da observação dos humanos, e seu filho naturalmente vai vê-lo como a estrela do show.

A outra razão é que muitos dos clássicos vícios humanos terão impacto na saúde do bebê. Isso pode ficar óbvio agora ou mais tarde. O fumo é o número um.

No que se refere ao seu próprio bem-estar, se você fuma, a melhor coisa que pode fazer para melhorar sua saúde é parar de fumar. Se você acha impossível parar, então ao menos não fume dentro de casa. A fumaça pode contribuir para a Síndrome da Morte Súbita, além de geralmente fazer com que o bebê sofra mais com as doenças infantis – tais como infecções de ouvido – do que bebês de não fumantes. Seu bebê também ficará mais propenso a ser fumante na vida adulta. Em suma, provavelmente não haverá outro momento na sua vida em que haverá tantas boas razões para parar de ser escravo da indústria do tabaco.

Por outro lado, uma quantidade moderada de álcool provavelmente será uma das coisas que ajudam a encarar a paternidade de primeira viagem – pensar em relaxar com um copo de cerveja ou de vinho no final do dia pode ser um grande incentivo. Na verdade, há bastante evidência médica que mostra que as propriedades relaxantes do álcool podem ajudar a combater os efeitos destrutivos do estresse no corpo. Mas não caia na armadilha de que o álcool ajuda a dormir – pode até dar a sensação de cansaço, mas a qualidade do sono não será tão boa. A chave é beber com moderação, e não ficar dependente do álcool ou qualquer outra droga para conseguir superar os obstáculos do dia. Em vez disso, procure aprender algumas técnicas de relaxamento que fazem o mesmo que o álcool, mas não causam ressaca.

Falar palavrão é algo que muitos de nós fazemos sem nem mesmo pensar e pode tornar-se um hábito difícil de se livrar. Você e sua companheira terão que, realmente, policiar um ao outro nesse sentido, pois essa época é uma grande tentação! Por outro lado, falar palavrão é um jeito bom de descarregar a raiva ou frustração. Só certifique-se

QUANTO CUSTA UM BEBÊ?

Dizem que os pais ingleses são os que mais gastam com a educação de seus filhos em toda a Europa, chegando a £ 46.000 nos primeiros cinco anos de vida da criança. Do nascimento aos 21 anos, os pais ingleses gastam aproximadamente £140.000 com cada filho. Enquanto isso, na América, o Departamento de Agricultura Norte-Americano calcula que uma família com renda anual de US$ 70.000 gastará por volta de US$ 270.000 nos primeiros 17 anos de vida de um filho.

de não estar perto do bebê ao fazê-lo, pois nunca se sabe – a não ser quando já é tarde demais – quando o bebê começará a guardar algumas das suas expressões favoritas, colocando-as em prática com visitas inocentes. Assim, quanto mais cedo você começar a moderar seu comportamento, menos problemas terá quando seu formidável bebê for maior.

Você pode achar que isso não é tão importante, pois seu bebê tem apenas alguns dias de vida, mas quanto mais cedo você conseguir conter hábitos que não queira que seu filho saia por aí imitando, melhor para você. Você não tem mau hábito algum? Pergunte para sua companheira? Ela terá uma lista bem completa.

Os Efeitos no seu Relacionamento

Como você agora sabe, o papel do homem durante a gravidez e no parto é essencialmente o de apoiar. Posto dessa forma, não parece muito, mas pergunte a qualquer mãe e ela vai lembrá-lo de como foi importante para ela ter um apoio forte do companheiro durante uma das experiências mais desafiadoras da vida. E o mesmo vale para os meses que seguem o nascimento.

Alguns homens dizem que estavam mais do que preparados para o evento de fato e então, passado o dia grandioso, sentiram-se totalmente despreparados para o compromisso a longo prazo que se seguiu.

Tendo superado o estresse e a tensão emocional da decisão de ter um bebê – e de fato ter esse bebê, provavelmente ficará feliz em saber que seu relacionamento tenha sobrevivido tanto! Mas fique atento, o primeiro ano após o nascimento levará, sem sombra de dúvidas, seu relacionamento ao extremo de sua capacidade. Só a falta de sono já atrapalhará o relacionamento cotidiano, sem falar nos outros desafios que terão de encarar juntos, como casal.

É aí que a falha tradicional do homem – a falta de comunicação – pode tornar-se um grande problema. Pode ser difícil no começo, mas a solução para isso é conversar logo. Se você passou pelos estresses da gravidez e do parto ainda sentindo-se forte – ou até mais fortalecido – então obviamente está em vantagem. Se houve problemas que não foram tratados, então é preciso cuidar deles logo para evitar que piorem.

Para evitar problemas, você deve estar constantemente atento quanto às necessidades emocionais da sua companheira. Esteja preparado para ouvi-la falar sobre como foi seu dia, como ela se sente, quais os problemas que ela está enfrentando, e tenha cuidado para não oferecer soluções. O que ela provavelmente está querendo é apenas aliviar o fardo, desabafar, e suas tentativas de resolver tudo com o simples toque de uma varinha mágica

VAMOS CONVERSAR | SOBRE BONS HÁBITOS

Após ter de lidar com desafios como parar de consumir bebida alcoólica e fumar durante os nove meses que antecedem o parto, sua companheira tem uma vantagem sobre você. Mas o alívio de finalmente ter dado à luz pode vir acompanhado do desejo de se jogar ao prazer do cigarro e do álcool como uma recompensa pela abstinência! O estresse de cuidar de um bebê também torna essas maneiras de relaxar atraentes no final do dia. Assim, manter o controle em relação aos maus hábitos pode ser difícil para vocês dois. Vocês devem ser abertos e honestos para que possam apoiar um ao outro. Se começar a não se sentir confortável com a quantidade de bebida consumida por sua companheira, mas não tem certeza da forma como abordar o assunto, uma maneira de fazê-lo sem usar de acusações é dizendo a ela que diminuirá o seu próprio consumo de bebida. Se você puder dar o exemplo, atendo-se às suas próprias orientações, tudo indica que sua companheira seguirá sua postura.

poderão sugerir que você não entende a realidade em que ela está vivendo.

Ela também pode querer ver e ouvir sua atitude positiva em relação a ela e ao bebê. Recue para observar como você fala e se comporta e tente imaginar como isso pode parecer aos olhos de alguém que está com a sensibilidade à flor da pele e à procura de sinais de encorajamento por parte de seu companheiro.

Inevitavelmente, você passará a ser o número dois, uma vez que as afeições dela estarão focadas nas necessidades do bebê, e não há como mudar isso. A frase "Vá fazer algo útil em outro lugar" será ouvida com frequência. Apenas aceite esse papel coadjuvante como parte do processo, mas faça tudo o que puder para estar envolvido.

VAMOS CONVERSAR SOBRE COMUNICAÇÃO

Quando você trabalha fora o dia todo e sua companheira fica em casa com o bebê, pode parecer que vocês dois estejam morando em mundos totalmente separados, tornando a comunicação ainda mais difícil. Tente estabelecer um padrão de comunicação com sua companheira – perceber o melhor momento de levantar certas questões. Por exemplo, quando vocês dois estiverem mais descansados, quando não houver a pressão de outra tarefa eminente e quando os dois estiverem em um intervalo entre os cuidados com o bebê e com a mente leve. O ponto essencial é manter as linhas de comunicação abertas. Encontrar tempo para conversar é o primeiro obstáculo, mas os dois devem estar dispostos a isso quando finalmente conseguirem se sentar para tal.

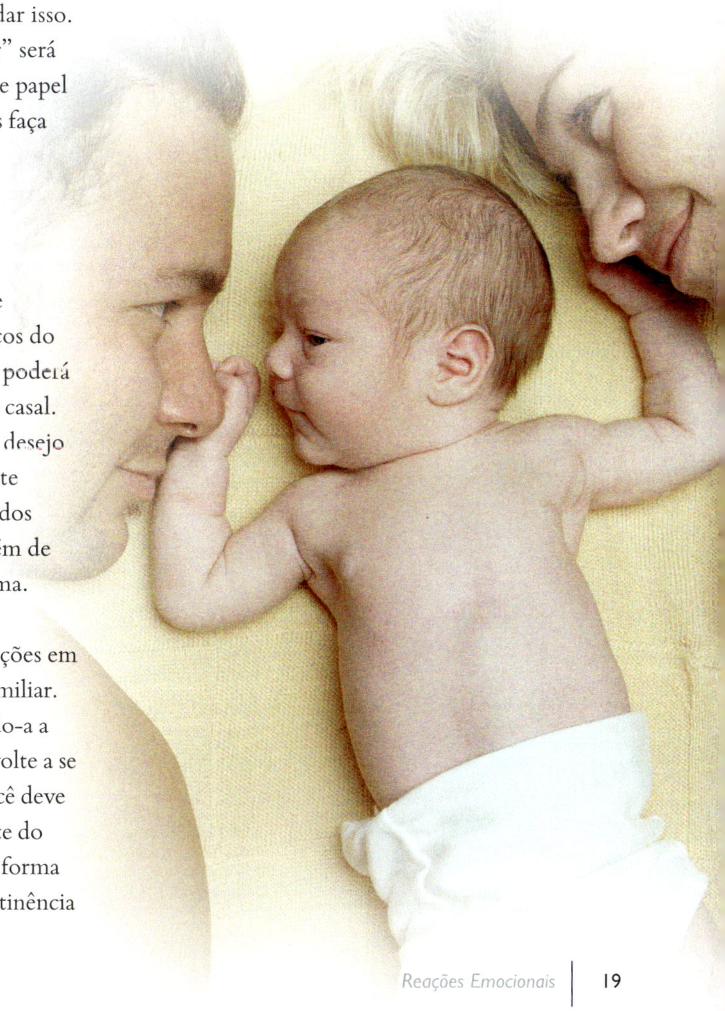

Vida Sexual

A questão do sexo aflorará sem sombra de dúvidas uma vez que os efeitos bombásticos do nascimento começarem a se acalmar. Isso poderá criar uma nova situação de tensão entre o casal. Talvez nenhum dos dois tenha realmente desejo sexual. Por terem perdido o hábito durante a gravidez, agora sentem-se mesmo cansados demais para fazer qualquer outra coisa além de simplesmente adormecerem juntos na cama.

Geralmente, a autoconfiança da sua companheira terá sido afetada pelas alterações em relação à aparência e novo papel na base familiar. Assim, você precisará ser positivo, ajudando-a a construir sua autoestima a fim de que ela volte a se sentir atraente novamente. Entretanto, você deve estar preparado para o fato de que essa parte do seu relacionamento não volte a ocorrer da forma regular de antes. O lado positivo é que abstinência

A História de Charlie

Antes da chegada de nossa filha, costumávamos nos arrumar e ir a restaurantes com frequência para nos divertirmos. Mas, assim que ela nasceu, não conseguíamos deixá-la com uma babá, então raramente saíamos juntos à noite. Dessa forma, decidimos transformar o sábado em uma noite especial em casa. Nos esforçávamos para nos vestirmos bem, preparávamos uma saborosa refeição acompanhada de um bom vinho e acendíamos velas em uma mesa bem decorada. Esperávamos ansiosamente por esse momento toda semana e foi isso que manteve o romance vivo em nosso relacionamento.

caminha junto com a saudade, e quando o sexo ocorrer de fato, a espera terá valido a pena. Lembre-se de estar preparado, pois, embora sua companheira não esteja imediatamente fértil após ter dado à luz, assim que menstruar pela primeira vez, ela ficará fértil por duas semanas.

Geralmente, pede-se para esperar cerca de seis semanas após o nascimento antes de retomar a vida sexual, e é provável que seja necessário mudar o método contraceptivo, pois métodos administrados oralmente são incompatíveis com o período de amamentação.

A falta de sexo significa que uma das principais conexões físicas do seu relacionamento está ausente. Um sentimento de aproximação talvez seja a parte mais difícil e mais importante de se manter, então você precisará compensar com muitas carícias e palavras doces para que sua companheira se sinta amada e apreciada. Pode parecer piegas, mas as mulheres podem dizer que as "carícias regulares" são absolutamente vitais para elevar o espírito e você pode acabar percebendo que o mesmo ocorre com você.

DEPRESSÃO PÓS-PARTO

A depressão pós-parto atinge metade das mamães de primeira viagem, começando entre três e cinco dias depois do parto. Acredita-se que esteja ligada a alterações nos níveis hormonais, exacerbadas por conta do cansaço extremo e da falta de sono adequado. Depressões mais sérias afetam cerca de 10 por cento das mães nos primeiros seis meses. Isso pode ser muito destrutivo para as reações familiares, especialmente pelo fato dos sintomas (ver na página 15) serem bem difíceis para o pai diagnosticar dadas as circunstâncias em que muito já se é esperado, ou pelo fato de simplesmente achar que a depressão seja algo de difícil compreensão. Se você estiver preocupado com a sua companheira, fale com um profissional da saúde.

Vendo sua Companheira por um Novo Prisma

Sem dúvida que a essa altura você já terá desenvolvido novas percepções quanto à personalidade de sua companheira durante a gravidez e o parto. Ela pode ter se tornado uma pessoa totalmente diferente para você – conforme você observava o corpo dela transformar-se – vendo a coragem com que ela lida com os exames de controle. Você deve se sentir extremamente orgulhoso dela.

A maioria das mudanças físicas será revertida, mas, dependendo da natureza do parto, ela não será mais a mesma em alguns aspectos. Mentalmente, ela definitivamente estará passando por uma grande transformação ao pensar em seu futuro sob a ótica da maternidade, pois não dá para prever como você se sentirá como pai ou mãe até segurar o bebê em seus braços.

Por outro lado, essas mudanças podem levar alguns homens a ver sua companheira de forma mais áspera. Alguns podem sentir terem perdido a mulher que um dia amaram, ou que não conheciam sua companheira como pensavam e, talvez, tenham presenciado demais nesse momento. Podem se sentir deixados de lado por conta da mudança na aparência física da mulher, a falta de interesse sexual por parte dela e as restrições impostas pela gravidez ao estilo de vida do casal. Vocês podem deixar de sentirem-se atraídos fisicamente um pelo outro por causa do que foi visto durante a gravidez e o parto. E o fato dela estar absorta com os cuidados do bebê, só aumenta a decepção.

Muitos desses sentimentos são apenas temporários e, se você se vir agindo assim, tenha em mente que as coisas acabarão se ajeitando conforme vocês forem saindo do choque do parto e a vida for retornando ao ritmo – quase que – normal. Mas se os problemas persistirem, e você não se sentir capaz de discuti-los com sua companheira, procure ajuda de um amigo íntimo ou de um profissional da saúde, que pode pelo menos ajudá-lo a ver tais questões de outra maneira.

O que Significa Ser Mãe?

Os desafios físicos e mentais que vocês dois enfrentarão nos primeiros meses da paternidade podem muito bem esconder a mudança fundamental pela qual sua companheira está passando. Quer ela goste ou não, está acontecendo uma significativa mudança de identidade, especialmente se o plano for que ela se torne mãe em período integral.

Não importa como ela tenha se visto antes, agora ela vive a identidade da "mãe"

DICA DE OURO
O Companheiro Perfeito

Se você visa ser um grande companheiro, há algumas coisas que as mamães definitivamente esperam dos papais de primeira viagem. Se você conseguir cumprir esta lista, então você está a caminho da perfeição... até o surgimento da próxima lista.

- Troque fraldas
- Acorde à noite para cuidar do bebê
- Divida o trabalho doméstico
- Limpe o banheiro após usá-lo
- Perceba quais itens essenciais estão acabando e compre-os
- Faça uma deliciosa refeição rapidamente e limpe o que sujar
- Passe todo o tempo que for preciso para fazer o bebê parar de chorar
- Seja sensível, compreensível e carinhoso
- Parta do pressuposto que você deveria mesmo fazer essas coisas

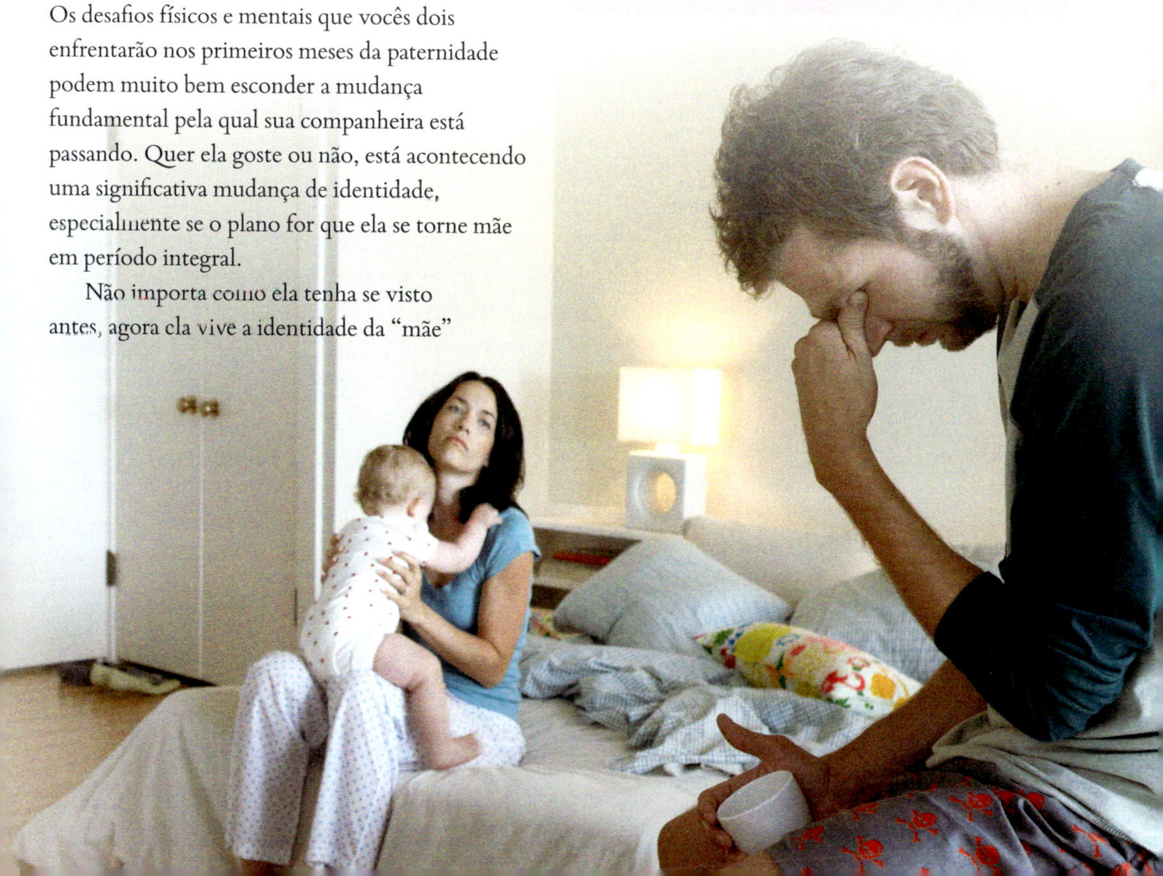

somente. Você ainda tem o papel de prestígio de "provedor", bem como a nova e brilhante identidade de "pai". Se você fracassar quanto à paternidade, pelo menos você ainda tem o seu trabalho para reforçar sua autoestima e vice-versa. Mas a mamãe em tempo integral que sente estar fracassando na maternidade, não tem outra identidade para se apoiar. Quando as coisas não vão bem em casa, ela não pode fugir para o escritório para se sentir valorizada e realizada. Então, esteja atento para assegurar que esses sentimentos que ela vive fazem parte de seu papel de mãe, e ao mesmo tempo, procure dar a ela oportunidade de escapar, socializar e fazer coisas para ela mesma.

Mamães que continuam a trabalhar fora de casa podem passar por questões similares, ao mesmo tempo em que lutam para lidar com o conflito entre a maternidade e o trabalho, sentindo-se culpadas por não poderem dar atenção a ambos.

Há mamães que se sentem felizes em sair de casa, passar o tempo com outras pessoas e retornam renovadas, embora seja difícil e estressante organizar, com frequência, essa vida dupla.

Valorizando sua Companheira

Um aspecto importante do apoio à companheira é verbalizar seus sentimentos por ela. Ajudá-la de forma prática, como lavar a louça, é algo que deve ser rotineiro, então não espere receber crédito por isso. Mas o que ela precisa ouvir você dizer, regularmente e significativamente, é como ela está fazendo um trabalho maravilhoso, como você está orgulhoso da forma como ela está cuidando do bebê, e como você a ama. Beijos e abraços são vitais para manter a autoestima dela. Em suma, faça tudo que puder para fazê-la sentir-se uma pessoa valorizada e não uma máquina de criar filhos. Esses podem parecer aspectos secundários, mas se você não prestar atenção aos mínimos detalhes do seu relacionamento, problemas futuros poderão ocorrer.

DICA DE OURO O QUE NÃO DIZER...

Uma pergunta que você não poderia fazer a uma mamãe de primeira viagem é "Quando você voltará a trabalhar?". Pode parecer uma dúvida inocente, mas a inferência clara é que passar o tempo criando as futuras gerações – de graça – não é um trabalho de verdade. Se você faz uma pergunta dessas a uma mãe de tempo integral, é muito provável que ela pegue um machado guardado na cestinha do carrinho do bebê e corte suas pernas na altura do joelho. Assim, sua cabeça estará na altura perfeita para uma segunda machadada que a jogará longe. Com certeza, você jamais fará essa pergunta novamente.

UM GASTO NECESSÁRIO

O que você faz quando chega em casa e descobre que sua companheira está novamente usando uma roupa nova? Será que ela não percebe que as finanças familiares estão mais regradas por conta da renda estar vindo de um lado só? Essa é uma situação difícil de se lidar para os papais, pois parece tão obviamente errado comprar roupas quando a grana está curta. Entretanto, muitas mamães de primeira viagem sentem ter sacrificado sua individualidade ao devotar quase todo o seu tempo aos filhos e à família. As roupas fazem com que ela se sinta bem, aumentam sua autoconfiança e ajudam a reafirmar sua identidade como um indivíduo. Portanto, com tanto que ela não gaste valores absurdos, essa atitude pode agregar enormes benefícios à família. Pense nisso como uma legítima "despesa de trabalho" para a função de mãe da mulher. E lembre-se de dizer como ela ficou bem com a nova peça de roupa.

3

Como Criar Vínculos com meu Bebê?

Uma Relação Íntima e Pessoal

Uma das primeiras coisas que você verá na sala de parto é o seu bebê sendo colocado ao lado da mãe para um primeiro aconchego assim que nascer. Esse é o vínculo fundamental na sua forma mais básica e muitos especialistas sentem a necessidade de criar laços com o seu bebê, tanto física quanto mentalmente, o mais breve possível após o nascimento.

Atitude Positiva

Sua companheira inevitavelmente estará bem a sua frente no que se diz respeito à formação de uma conexão afetiva com o bebê recém-nascido – afinal de contas, foi ela que carregou o bebê por nove meses dentro de seu corpo. Mas nem todas as mamães sentem-se assim logo de cara – e para os pais será sempre mais difícil. Não desanime se não sentir de imediato esse súbito amor por seu bebê; você terá muito tempo para conhecê-lo e criar um vínculo adequado. Durante as primeiras semanas particularmente, você pode ter dificuldade de se aproximar, pois seu bebê é quase totalmente dependente da sua companheira, mas aproveite a oportunidade para passar tempo com ele sempre que possível. Roube-o de sua companheira de vez em quando e incentive um contato pele a pele entre vocês – por exemplo, abrace-o com o peito nu antes de vesti-lo após uma troca de fraldas.

O importante é tratar desse desafio de criar laços com seu bebê, com uma atitude positiva. Faça isso e os vínculos serão criados.

Comunicação

Às vezes é bem fácil esquecer que a comunicação extrapola os limites da simples conversa. Na verdade, a fala é considerada apenas um terço da comunicação entre os humanos – o restante é não-verbal, é linguagem corporal. Seu bebê não sabe falar, mas mesmo após uma hora do nascimento o bebê já é capaz de se comunicar com você e com a mamãe. Tente fazer caretas e mostrar a língua, pois há uma grande chance dele copiar a sua ação.

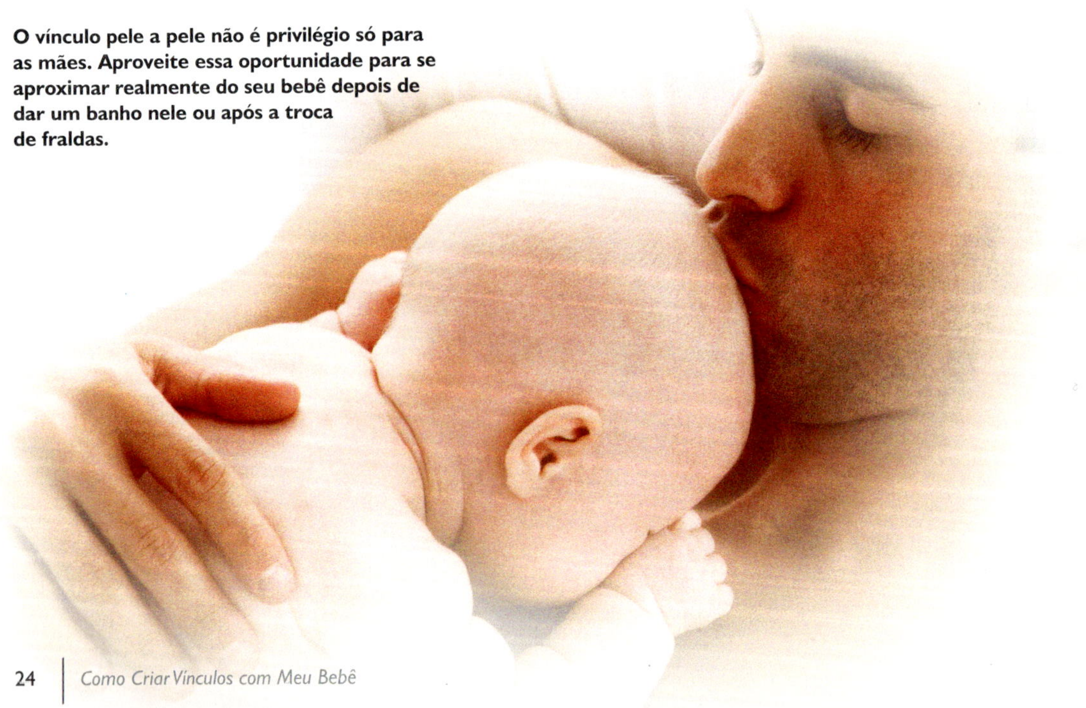

O vínculo pele a pele não é privilégio só para as mães. Aproveite essa oportunidade para se aproximar realmente do seu bebê depois de dar um banho nele ou após a troca de fraldas.

Ao mesmo tempo, falar é vital ao desenvolvimento do bebê, então converse com ele o máximo possível, mesmo que saiba que ele ainda não vai entendê-lo. E ajude-o a visualizar vocês dois juntos, segurando-o em frente ao espelho. Ele ficará fascinado pela imagem e você perceberá também que isso reforça seus sentimentos em relação a ele que só tendem a crescer cada vez mais.

Como qualquer novo relacionamento, quanto mais interação houver, maior conforto haverá entre vocês dois, mais vocês entenderão as necessidades um do outro e mais rápida será formada uma ligação afetiva mútua.

Contato Físico

Quanto mais rápido o seu bebê conhecer você e o seu cheiro, mais rápido ele se sentirá reconfortado com sua presença, ao ouvir a sua voz ou quando você pegá-lo no colo. Beije-o e abrace-o muito, acariciando e massageando sua pele sempre que tiver chance. Deixe-o dormir em cima de você, faça-o sentar ao seu lado e abrace-o, procurando fazer com que ele sinta que é seu melhor amigo.

Cadê o Nenê?

Esse jogo é divertido tanto para pai quanto para filho. Exagere nas expressões faciais e vocais ao esconder o rosto para depois revelá-lo ao bebê novamente. Mesmo com seu "desaparecimento" apenas momentâneo, seu bebê ficará feliz com sua volta.

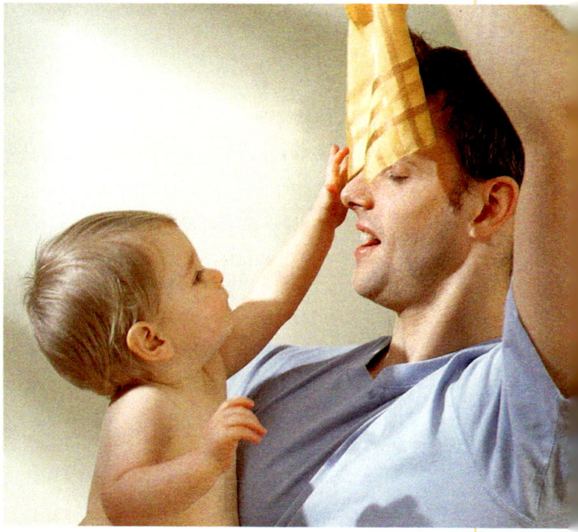

Compartilhando o Cuidado

Há várias coisas que você pode fazer para ajudar no processo de criação de vínculos, tais como brincar e massagear seu bebê. Você também pode criar uma rotina diária passando um tempo de qualidade com ele. É importante apoiar sua companheira o máximo possível com as tarefas de casa. Então, por que não acrescentar um elemento de diversão às tarefas do lar levando o bebê com você ao fazê-las? Coloque-o em um carrinho e converse com ele enquanto passa o aspirador de pó na casa ou lava a louça. Isso também permitirá

VAMOS CONVERSAR | SOBRE CUIDADO COMPARTILHADO

Algumas mamães de primeira viagem acham difícil compartilhar os cuidados com o bebê. Podem sentir que são melhores nessa função e que para tal, só se pode aceitar o melhor. Se sua companheira parecer relutante em deixá-lo ajudá-la com a alimentação, banho e troca de fraldas e roupas do bebê, você precisará explicar que tanto a sua saúde física quanto a mental sofrerão se ela não tirar uma folga, o que pode não ser bom para ela. Diga a ela que você precisa de um tempo de qualidade com o bebê de maneira regular. Se sua companheira se sentir insegura quanto as suas habilidades em relação ao bebê, diga a ela que não há como melhorar se não conseguir praticar. Para ajudar a gerar um senso de trabalho em equipe, pergunte a sua parceira como ela faz tudo e peça por feedbacks posteriores.

Massageando o Bebê

Pais não vivem a experiência da proximidade física dos nove meses vividos pelas mamães com seus bebês durante a gravidez. Algumas mães dizem que "sabem" o exato momento da concepção; outras dizem que sentem o bebê "mexer" nas primeiras semanas. Mais tarde, obviamente, tanto você e sua companheira sentirão os movimentos do bebê cada vez com mais intensidade enquanto ele se remexe e pressiona as paredes do útero – embora o papai só sinta isso externamente!

A primeira vez que um papai tem contato físico direto com o bebê ocorre geralmente no dia do nascimento, quando seu filho for entregue a você. Tocar e segurar um ser tão pequeno pode ser intimidador, e é importante para você e seu filho terem amplas oportunidades de se conhecerem.

Os pais se beneficiam do tempo em que passam com seus filhos e a massagem pode ajudá-lo a desenvolver suas habilidades de segurar e manipular o bebê. A rotina de massagem aqui apresentada estimula a confiança entre você e o bebê e aumenta sua confiança quanto às habilidades de troca, banho, ajudando com responsabilidades diárias nos cuidados com o bebê. A massagem também auxilia no fortalecimento da relação física e emocional entre pai e filho.

Aprender a lidar melhor com o seu bebê, fará com que você seja capaz de acalmar e confortar seu bebê quando sua companheira precisar de um tempo para ela. Você pode adaptar os movimentos para qualquer ocasião em que estiver com o bebê. Massageie as costas e o pescoço do bebê ao posicioná-lo em seu colo.

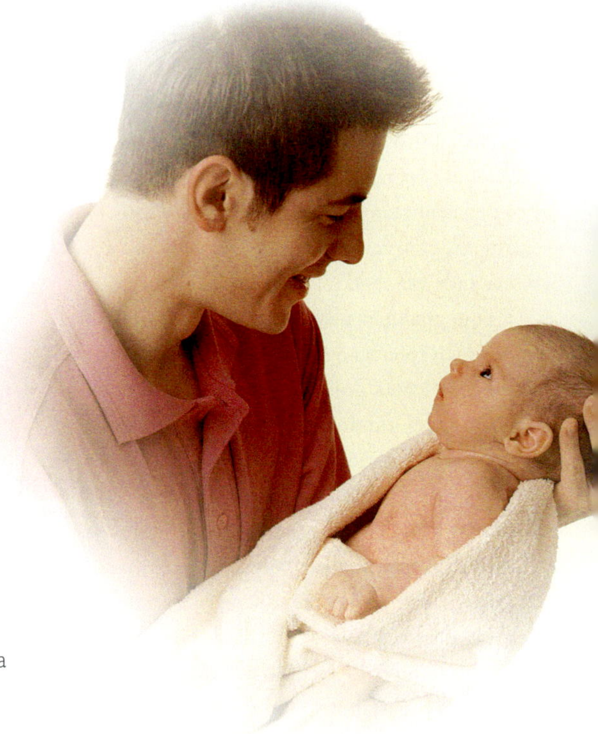

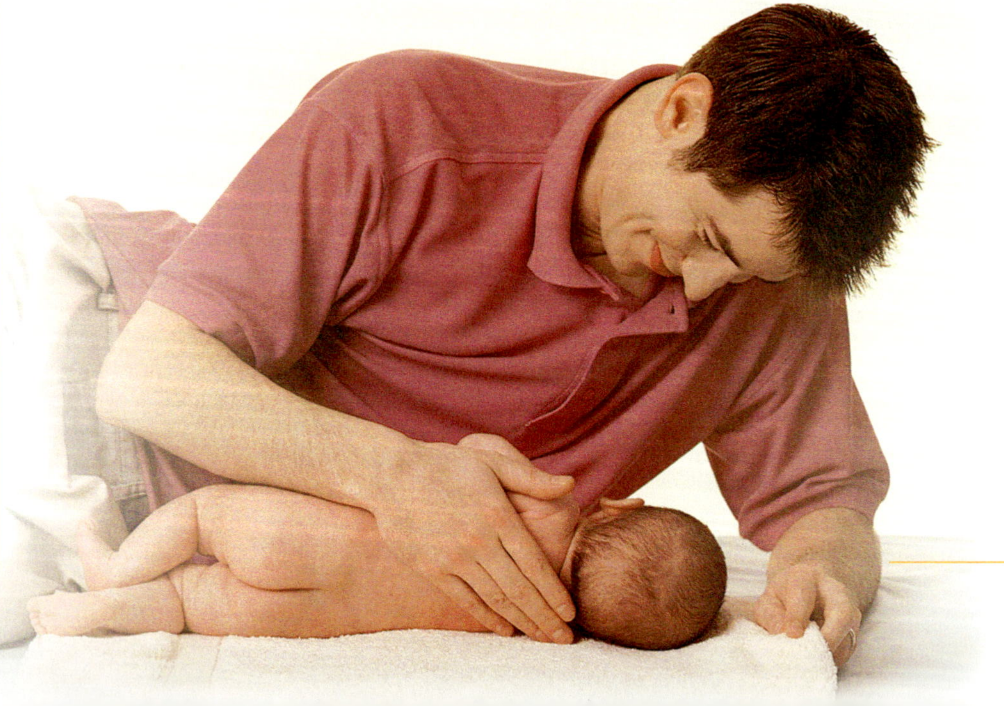

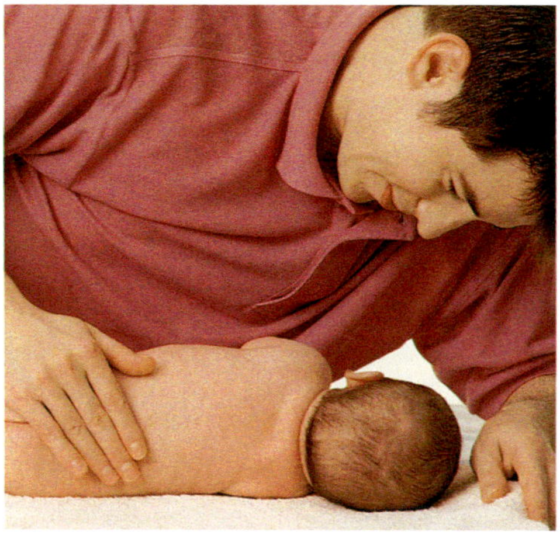

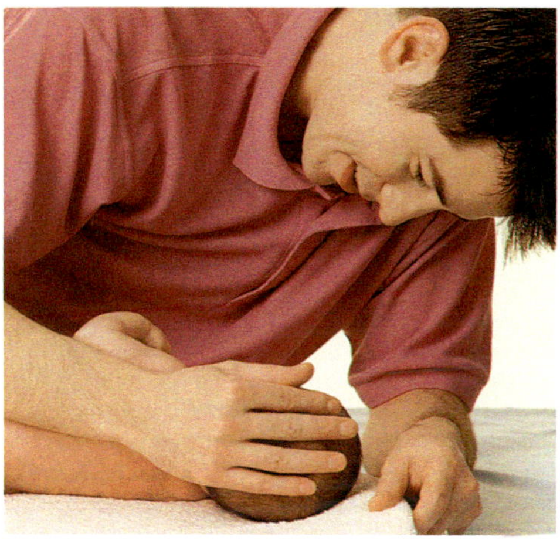

1. Deite-se de lado e posicione o bebê de frente para você, também deitado de lado. Usando o peso relaxado da sua mão inteira, comece a fazer movimentos circulares na parte superior das costas do bebê.
2. Em seguida, vá descendo pela espinha do bebê suavemente massageando toda a extensão das costas.
3. Usando a palma da mão, massageie toda a cabeça do bebê em suaves movimentos musculares.

- Repita até que o bebê se sinta relaxado e confortável.

DICA DE OURO
Dê um Dia de Folga a sua Companheira

Você pode cuidar do bebê por períodos cada vez maiores durante o dia, procurando atingir a mesma quantidade que sua companheira passa cotidianamente com o bebê quando você está trabalhando. Então, dê um dia de folga a ela e, de modo ideal, procure inserir esse dia na rotina dela como se você fosse chamado para substituí-la temporariamente. Você passará a ver seu filho sob uma ótica totalmente diferente. Observando-o de forma exclusiva durante um período de tempo, você verá as suas mudanças de humor e como ocorre a sua rotina diária – em suma, uma ótima experiência de criação de vínculo.

E você também passará a apreciar, da maneira mais difícil, as pressões que sua companheira sofre durante o dia. Porém, não importa o que você faça, não transforme seus atos em competição. Sua companheira valorizará sua tentativa de entender melhor a vida dela. Portanto, mostre que você reconhece como a tarefa dela é difícil e como você nunca conseguiria fazer isso todos os dias, a menos, é claro, que você goste de se ver como um dono de casa.

que sua companheira tire uma folga da tarefa de cuidar do bebê para se concentrar em outras atividades, fazendo algo para ela ou tirando uma soneca.

Em todo o caso, os cuidados diários com o bebê fazem parte da vida doméstica para a qual você pode dar uma importante contribuição, melhorando as relações tanto com seu bebê quanto com sua companheira.

Não há razão pela qual você não possa tomar para si algumas das tarefas que sua companheira geralmente realiza durante o dia, com exceção da amamentação, obviamente. E os capítulos seguintes vão guiá-lo pelas tarefas básicas, passo a passo, com conselhos sobre como tirar o máximo proveito das muitas oportunidades de criação de vínculos. Com frequência, esses eventos, aparentemente mundanos, da vida cotidiana do bebê, podem transformar-se em ocasiões surpreendentemente íntimas ao ponto em que até mesmo uma troca de fralda torne-se uma experiência muito recompensante!

Da mesma forma, a rotina de colocar o bebê para dormir à noite é um momento especial para vocês dois, e os papais deveriam tentar se envolver o máximo possível. Você pode otimizar essa situação visando gradualmente aumentar seus cuidados com o bebê a cada noite, conforme ele for ficando mais independente e sua companheira mais preparada para ficar um pouco longe dele. Finalmente, você passará a fazer parte do pelotão de elite, respondendo prontamente às necessidades do seu bebê durante a noite, desenvolvendo um forte vínculo entre pai e filho e tirando um enorme peso dos ombros da sua companheira, pelo qual ela será eternamente grata.

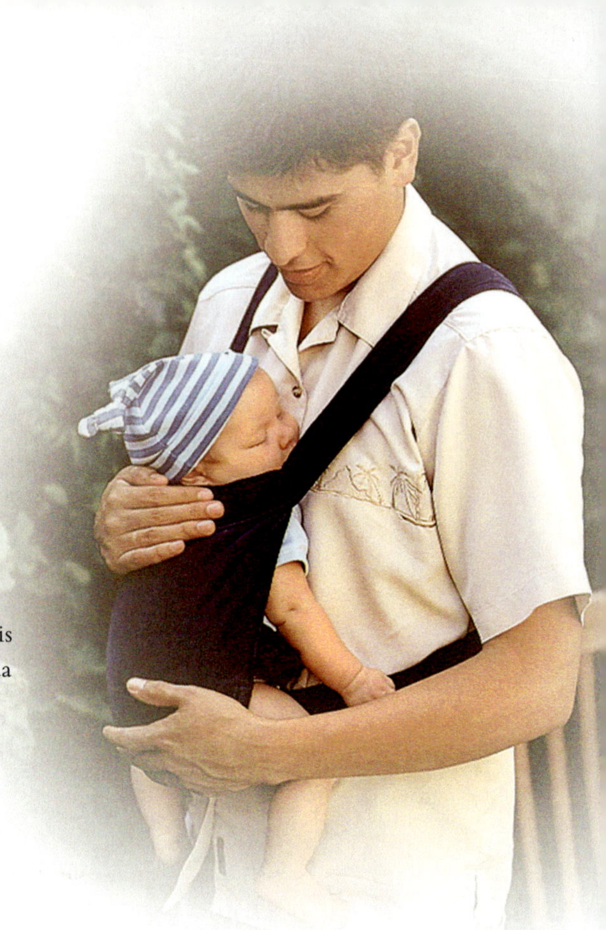

Andar com o bebê no colo dá a ele a aproximação íntima e a segurança que ele precisa, além de ser estimulação suficiente para não deixá-lo entediado. Não se esqueça que carregadores – do tipo canguru – podem ser bastante úteis em casa também, pois mantêm o bebê por perto enquanto você faz suas coisas.

PRECISAMOS CONVERSAR | SOBRE TAREFAS DOMÉSTICAS

Lugar comum para desacordos é a responsabilidade com as tarefas domésticas. Pode ser difícil aceitar, mas, vendo de forma objetiva, não existe uma divisão simples entre o fato de você sair de casa para trabalhar fora e sua companheira ficar em casa fazendo todo o trabalho doméstico. Cuidar do bebê é um trabalho de período integral, o que significa que fazer compras, cozinhar, limpar a casa, lavar e passar, por exemplo, deveriam ser vistas como tarefas a serem compartilhadas entre vocês. Se isso não ocorrer, você abrirá caminho para sério confronto conforme sua companheira for ficando desgastada e ressentida.

Para ajudar com as tarefas de casa, pague o que for necessário, desde que tenha condições para isso. Uma faxineira por algumas horas por semana é sinônimo de cozinha e banheiro limpos de forma adequada, deixando-o livre para se concentrar em situações diárias essenciais como lavar a louça. Será um dinheiro bem gasto.

4

O que Posso Fazer por meu Bebê?

Segurando e Manipulando o Bebê

Uma das perguntas mais frequentes a ser feitas nas primeiras semanas é "O que posso fazer?". Talvez a pergunta mais adequada seria "O que posso fazer por meu bebê?". É óbvio que sua companheira precisa de toda a ajuda e apoio possíveis, mas seu papel está mais relacionado com a manutenção das tarefas domésticas e com as refeições. Você precisará de muito contato físico com seu bebê para que os vínculos sejam criados.

Entretanto, a princípio pode ser difícil pegar o jeito de como segurar e manusear o bebê, especialmente quando isso parece ser tão natural para a mãe. Este capítulo mostrará técnicas básicas para segurar e manipular o bebê, a fim de deixá-lo seguro sobre estar fazendo a coisa certa. Agora sim, você poderá curtir segurar seu bebê próximo a você, tornando-se mais confiante toda vez que pegá-lo em seus braços.

Pegando o Bebê no Colo

O primeiro ponto primordial é certificar-se de estar na posição correta de erguer o bebê. Seu bebê poderá parecer incrivelmente pequeno e leve no início, mas se você desenvolver adequadamente o hábito de segurá-lo desde

Erguendo o bebê

1. Certifique-se sempre de apoiar suas mãos no pescoço e nas nádegas do bebê ao movê-lo. Aproxime seu rosto ao do bebê e acorde-o de forma gentil se estiver dormindo. Deslize uma das mãos pelo pescoço do bebê para apoiar a cabeça dele e deixe a outra nas nádegas. Falar gentilmente com o bebê ao segurá-lo poderá acalmá-lo.

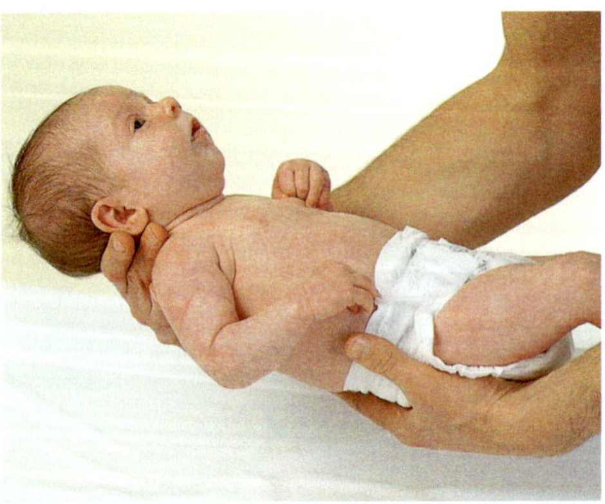

2. Deixe o peso do bebê em suas mãos e olhe nos olhos dele ao mesmo tempo em que você o ergue lentamente da superfície. Mantenha sua cabeça levemente acima do nível do restante do corpo do bebê.

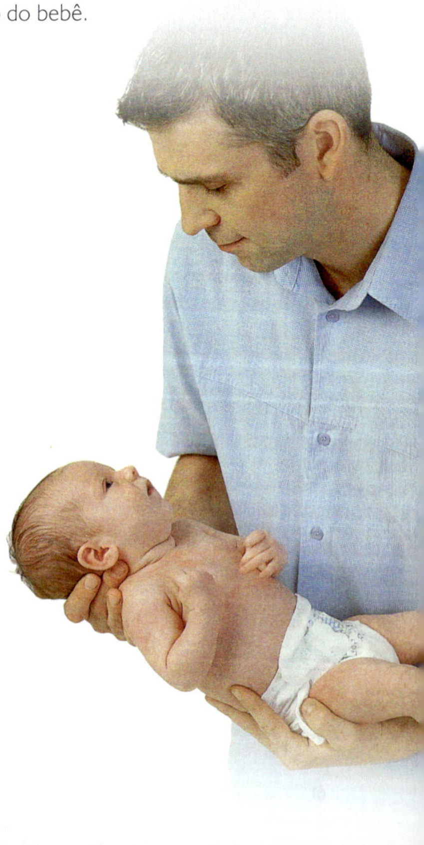

o início, isso ocorrerá de forma tão instintiva quando ele tiver pesado o suficiente, que até mesmo as suas costas sentirão.

A pior coisa que você pode fazer por sua coluna é girar e curvar-se ao mesmo tempo, então procure sempre posicionar-se em sincronia com seu bebê, com os pés dele apontando para você e suas pernas levemente afastadas. Mantenha as costas mais eretas possíveis, mas flexione os joelhos para que suas coxas façam mais esforço do que sua coluna. Mantenha o bebê próximo a seu corpo ao retornar à posição ereta para reduzir a tensão ao mesmo tempo em que o bebê se sente seguro.

É bem mais fácil erguer um bebê que está de barriga para cima do que para baixo – posição

REGRAS PARA MANUSEAR O BEBÊ

- Sempre mantenha apoiada a cabeça e o pescoço do bebê
- Sempre mantenha apoiada a coluna do bebê
- Mantenha a cabeça do bebê alinhada com o resto do corpo
- Mantenha seu bebê perto, conversando com ele e acariciando-o enquanto o faz
- Dobre os joelhos ao levantar o bebê

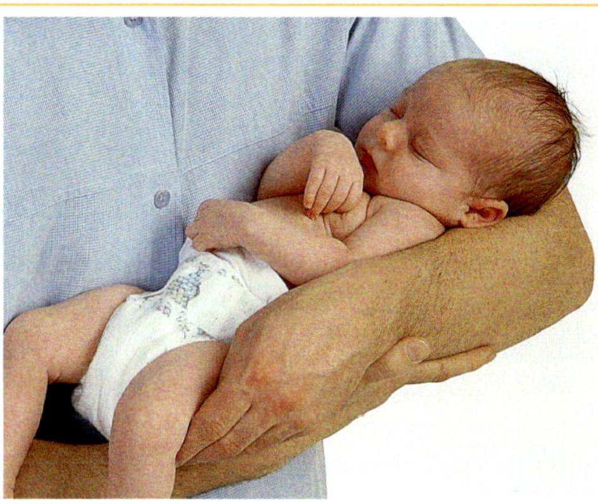

3. Aproxime o bebê de seu tórax e mova a mão que apoia as nádegas do bebê para cima para apoiar melhor o pescoço. Depois, dobre o outro braço para que a cabeça do bebê fique bem sustentada em seu cotovelo e com seus dois pulsos entrecruzados, próximos ao meio das costas do bebê, com as nádegas dele descansando no seu antebraço.

DEITANDO O BEBÊ

1. A partir de uma posição de aconchego, gentilmente afaste seus braços para que uma mão apoie a cabeça e o pescoço do bebê enquanto a outra apoia as nádegas. Afaste-o de seu corpo lentamente em direção a uma superfície acolchoada.

2. Vire o corpo do bebê para que fique em sintonia com o seu. Curve-se, aproximando-se do trocador ou do colchão e abaixe-o lentamente em direção a ele, colocando primeiro a parte inferior do corpo.

3. Assim que ele tocar a superfície, vá tirando a sua mão de apoio debaixo das nádegas do bebê, depois abaixe a parte superior do corpo dele e a cabeça. Mantenha a cabeça dele bem apoiada até que ele esteja confortavelmente descansando na superfície antes de tirar a sua mão suavemente.

recomendada em qualquer situação (ver página 66). Mas se o bebê estiver de bruços, vire-o gentilmente para uma posição que seja mais fácil para você antes de tentar pegá-lo.

Deitando o Bebê

Depois de ter erguido e segurado o bebê, chegará uma hora em que você terá de deitá-lo novamente. Provavelmente, isso não é algo que agradará o bebê, pois ele quer naturalmente ficar mais quentinho e próximo de você possivelmente. Então, conte a novidade a ele devagarinho, falando com ele suavemente, acariciando-o e reconfortando-o.

Deitar o bebê pode ser tão arriscado quanto pegá-lo. O essencial é lembrar-se de evitar colocar o bebê em uma superfície que não seja macia nem que possa vir a sufocá-lo, que seja segura e que não permita que ele escorregue ou caia. Esses cuidados servem para protegê-lo enquanto é deitado, bem como para prevenir que ele não se machuque enquanto isso ocorre, pois, caso caia, isso ocorrerá em uma superfície macia. Conforme seu bebê for crescendo, você se perceberá afrouxando esse apoio ao aproximar o bebê dessa superfície e ele sairá de seus braços, especialmente se estiver chateado por ter de sair do seu colo.

Assim como é feito ao erguer o bebê, o esforço da coluna deve ser minimizado ao deitá-lo. Lembre-se de afastar seus pés, curvar à altura dos joelhos e segurar o bebê próximo ao seu corpo ao deitá-lo.

SEGURANDO UM BEBÊ MAIS NOVO

Aconchegado em seus ombros é a maneira mais confortável de segurar seu bebê. No que se refere a erguê-lo, é preciso apoiar a cabeça e o pescoço, cada um com uma mão. Seu bebê fica aninhado próximo ao seu corpo, protegido de quedas e machucados enquanto você se movimenta. Essa posição é particularmente confortável para o bebê, pois ele pode ouvir seus batimentos cardíacos.

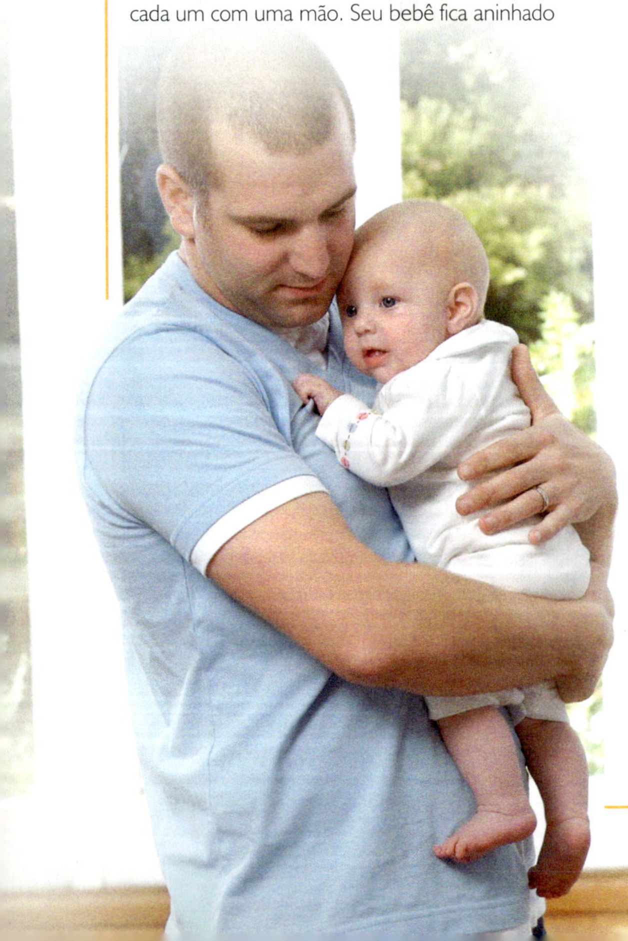

Segurar seu bebê de barriga para baixo pode fazer com que ele tenha um bom descanso aos seus braços cansados, além de ser bom para cólicas. Apoie a cabeça dele no seu cotovelo ao mesmo tempo em que sustenta o corpo do bebê com seu antebraço. Seu outro braço fica por entre as pernas do bebê com sua mão apoiada no estômago dele.

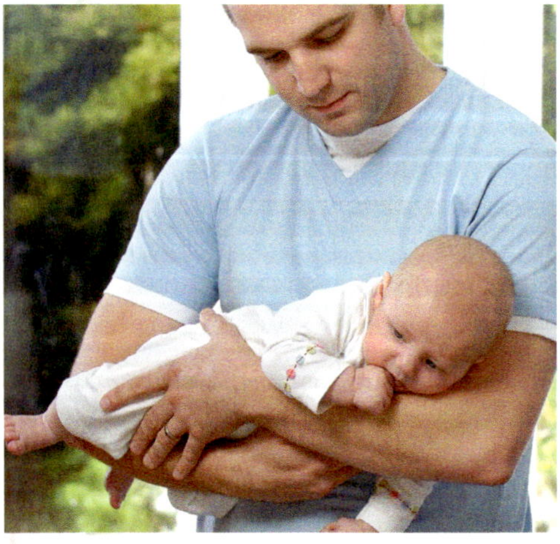

Segurando seu Bebê

Isso é algo que você fará com muita frequência, especialmente durante o primeiro ano de vida do bebê, então é importante aprender o básico bem rápido. Há muitas técnicas reconhecidas sobre como segurar a criança de forma segura em seus braços – dependendo da idade – então é melhor ficar atento a elas.

Sem dúvida você se sentirá nervoso no começo, mas segurar seu filho logo se tornará algo muito natural. Por outro lado, é nesse momento que você poderá enfrentar alguns problemas. Passado esse nervosismo inicial, você se verá fazendo coisas com o bebê no colo que jamais faria nas primeiras semanas, especialmente se estiver com pressa e ainda fazendo muitas coisas ao mesmo tempo. Por exemplo, você pode ter de pegar uma chaleira quente ou uma panela, pode ter de se esforçar para pegar algo ou até mesmo falar ao telefone – coisas que colocam você em uma posição em que sua mente não está totalmente focada no bebê.

Particularmente, é importante estar atento à posição da cabeça do bebê em relação ao seu próprio corpo. Ao andar e carregar o bebê em seus braços, tenha o cuidado de manter a cabeça dele sustentada em seu corpo ou pelo menos em seu braço. É bem fácil de esquecer que é um peso extra, vivo, preso a você enquanto anda pela casa e há objetos domésticos espalhados ao alcance desse peso que podem no mínimo dar a ele um belo galo na cabeça. Lembre-se ainda que você pode até sentir-se seguro em andar com o bebê por aí, mas é possível tropeçar e cair ou ainda alguém pode esbarrar em você.

Seu bebê não tem noção do perigo de uma queda e, conforme for crescendo, começará a querer sair do seu colo. Às vezes, ele literalmente se jogará para trás caindo no chão e você deve estar preparado para isso. Então, tome cuidado e mantenha uma mão firme nas costas dele, especialmente se estiver subindo ou descendo escadas.

SEGURANDO UM BEBÊ MAIS VELHO

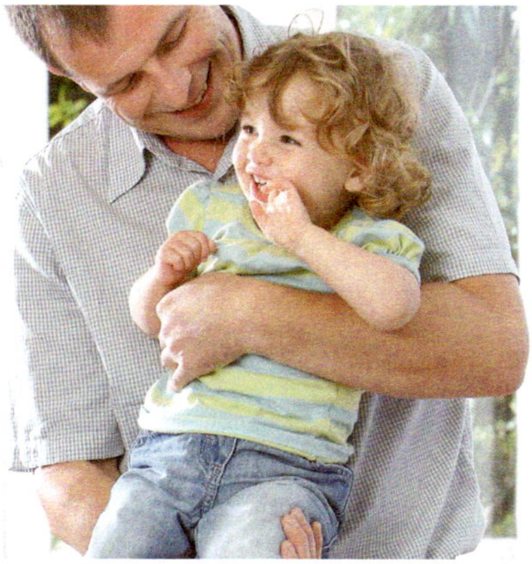

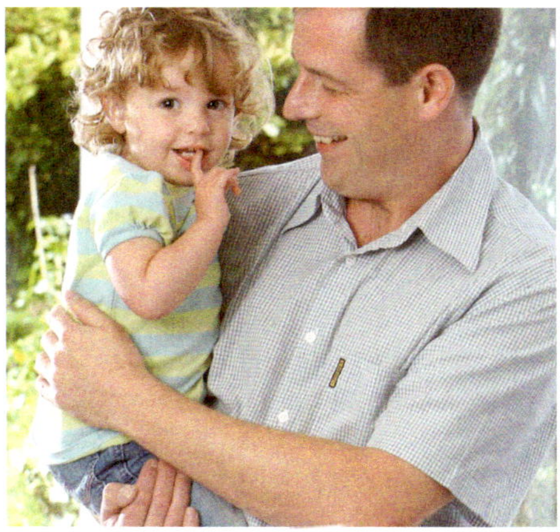

Olhando o mundo de frente – isso é possível quando o bebê já consegue manter as costas eretas e permite maior liberdade para se mover e olhar ao redor. Segure o bebê apoiando as costas dele contra seu peito e coloque um braço embaixo dos braços dele com uma de suas mãos contra o peito do bebê e a outra embaixo das nádegas.

Sentando na cintura do papai, com um pé apoiado de cada lado do corpo do papai. Coloque um braço embaixo das nádegas do bebê ao mesmo tempo em que sua mão dá uma sustentação extra ao pescoço.

Limpando e Dando Banho

Ajudar a manter o bebê limpo, é uma ótima, maneira de envolver-se com seus cuidados. Limpar e dar banho são tarefas que requerem muita intimidade e seu bebê vai gostar cada vez mais com o passar dos meses. Tal rotina pode tornar-se muito satisfatória a você, mas sua companheira pode ficar relutante em deixá-lo realizá-la.

Dar banho no bebê pode ser uma tarefa assustadora a princípio. Claramente, há um grande potencial para que as coisas deem errado se pensarmos que se trata de uma situação que envolve uma grande quantidade de água, despir o bebê e trocar as fraldas. Mas você logo perceberá que encher e usar a banheira é uma operação surpreendentemente rápida. De fato, você nem precisa usar a banheira até que o bebê esteja pronto para sentar nela.

Limpando seu Recém-Nascido

Seu bebê passa a maior parte do dia protegido com camadas de roupas diferentes como coletes, macacões e cobertores e assim não tem muita oportunidade de realmente se sujar. Com exceção da área das fraldas, apenas uma rápida limpeza nas partes expostas de seu corpo, em outras palavras, no rosto, pescoço, mãos e pés.

Como sempre, deixe por perto tudo o que for preciso para limpar o bebê – ideal que seja

Rotina de Limpeza

Olhos e orelhas – Use um chumaço de algodão umedecido em água morna e limpe ao redor dos olhos de dentro para fora. Use um pedaço de algodão para cada olho para reduzir as chances de se contrair uma infecção. Use mais algodão para limpar ao redor e dentro das orelhas. Não limpe dentro das orelhas, pois elas são protegidas por uma membrana mucosa autolimpante.

Pescoço – Essa é uma área difícil de limpar, a menos, que você distraia a atenção do bebê de forma que ele inadvertidamente exponha a parte fronteira do pescoço. Limpe-o com algodão umedecido e enxugue com uma toalha seca e macia para reduzir as chances de acumular um grosseiro de sujeira.

Mãos – Abra as mãos do bebê para verificar se não há sujeira no meio dos dedos e debaixo das unhas. Limpe e seque como explicado.

Pés – Agora chegou a hora de limpar o peito e a sola dos pés do bebê e no meio dos dedos. Afaste-os gentilmente onde for necessário e enxugue-os com uma toalha.

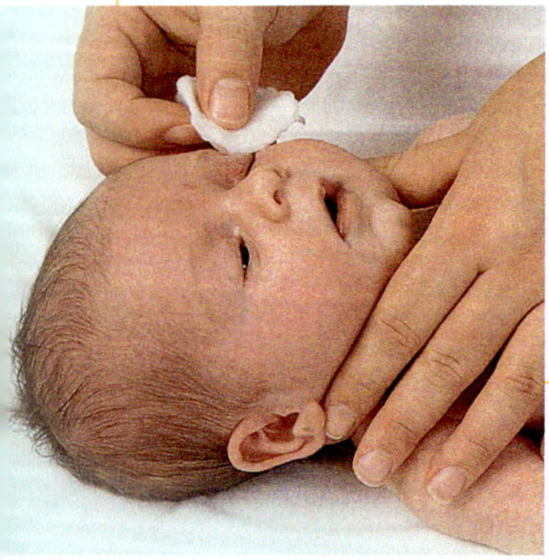

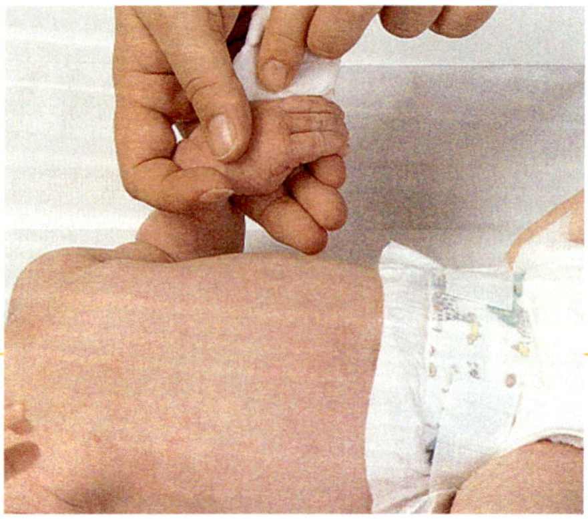

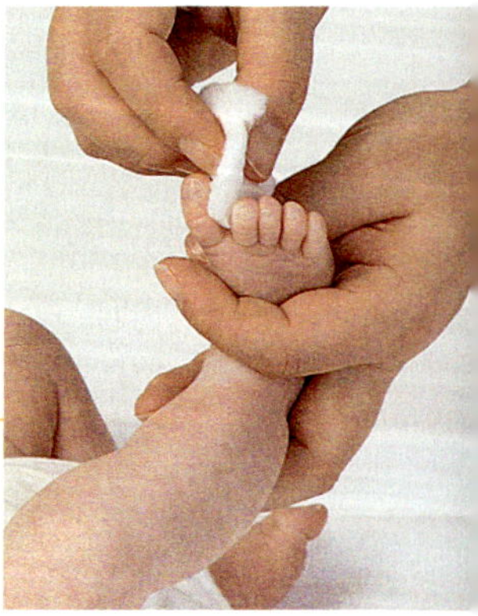

em um lugar aquecido com espaço suficiente para suas manobras. Será preciso uma tigela com água morna, chumaços de algodão, uma toalha macia e também um recipiente para colocar o algodão usado.

Uma forma segura e conveniente de fazer isso, é colocar o trocador no chão com uma toalha por cima dele e o bebê em cima da toalha. Uma vantagem extra é que seu bebê virtualmente vai se secando durante a limpeza e você só tem de embrulhá-lo na toalha quando terminar de limpá-lo.

A chave para proporcionar ao bebê uma limpeza adequada, está na limpeza das inúmeras dobrinhas de pele em que a sujeira e a transpiração facilmente se acumulam causando irritações na pele. Uma dessas áreas é o pescoço, particularmente embaixo do queixo, ou do queixo duplo, que acaba deixando um grosseiro escuro – literalmente uma formação parecida com bolor que se desenvolve nas dobrinhas da pele.

Como Dar Banho em seu Bebê

A maneira mais fácil de dar banho no bebê é usando uma banheira de plástico especialmente projetada para essa função. Escolha um cômodo bem aquecido, talvez até mesmo o banheiro, e que tenha idealmente uma superfície à prova d'água, como um forro de plástico. Coloque as roupas limpas e as fraldas ao seu alcance, mas não tão próximas que possam ficar molhadas.

Barriga e pernas – Um bebê agitado pode dificultar o acesso dessa área. Limpe a barriga com algodão úmido e use novos chumaços para limpar as dobras das pernas e do torso. Limpe bem as dobras, ficando longe do corpo para evitar riscos de infecções na genitália (especialmente em meninas). Enxugue com uma toalha seca e macia tomando bastante cuidado com as dobrinhas, pois não pode haver umidade nessa região.

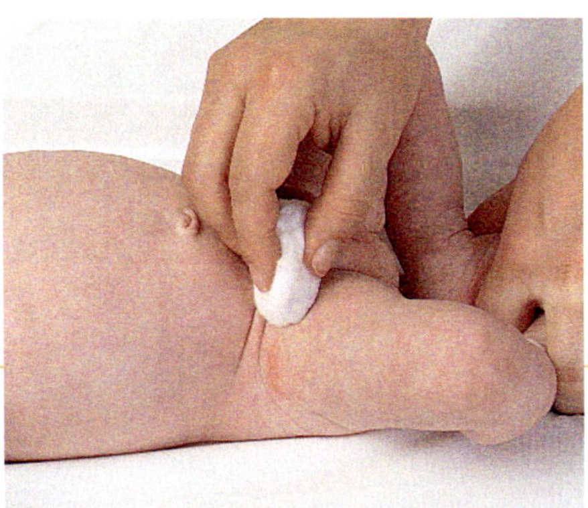

Limpando Meninas

Segure as pernas pelos calcanhares e erga as nádegas gentilmente usando uma das mãos. Com algodão estéril, limpe os lábios na região externa da vulva – mas não limpe dentro. Sempre limpe de cima para baixo. Em seguida, ainda com as nádegas levantadas, limpe o bumbum com outro chumaço de algodão. Limpe a parte posterior das coxas e as costas, se necessário. Enxugue toda a região completamente.

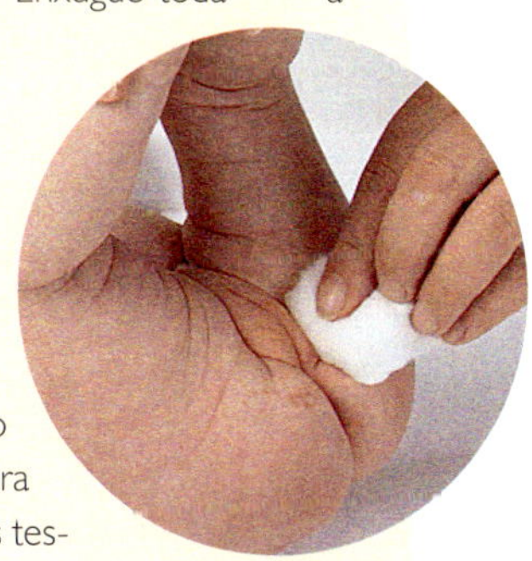

Limpando Meninos

Novamente com algodão estéril, limpe o pênis fazendo movimentos de cima para baixo – não puxe a pele do pênis para baixo. Limpe também os testículos. Segurando os calcanhares do bebê, erga gentilmente as nádegas e limpe a região anal bem como a parte superior das coxas. Enxugue toda a região completamente.

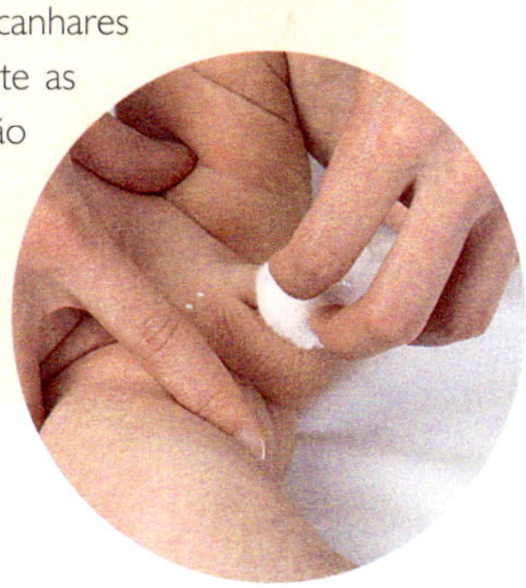

Rotina de Banho

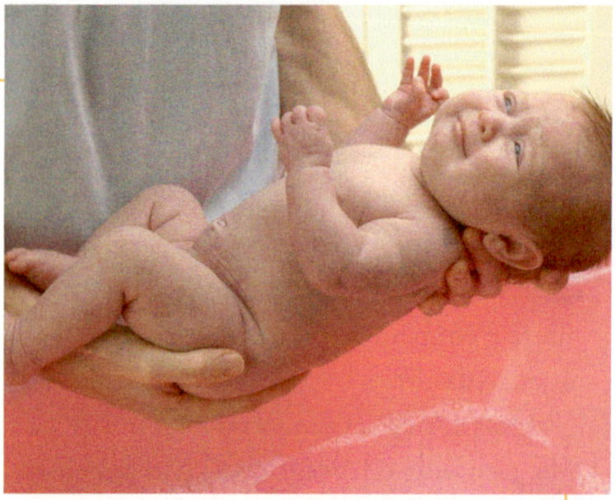

Coloque o bebê na água. Ajoelhe-se perto da banheira, segurando o bebê em seus braços. Apoie as nádegas do bebê com uma das mãos e a cabeça e os ombros com a outra. Coloque primeiro o bumbum dele na água.

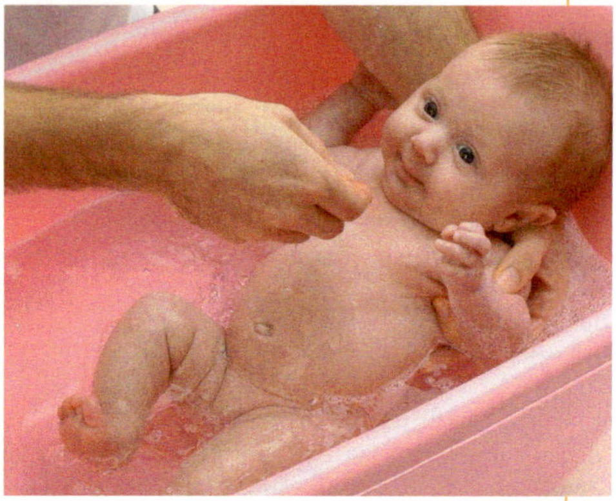

Lave o peito e a barriga. Sempre mantenha a cabeça e os ombros do bebê apoiados durante o banho, segurando gentilmente embaixo do braço dele para evitar que caia na água. Lave a barriga e o peito sempre o segurando com seu braço.

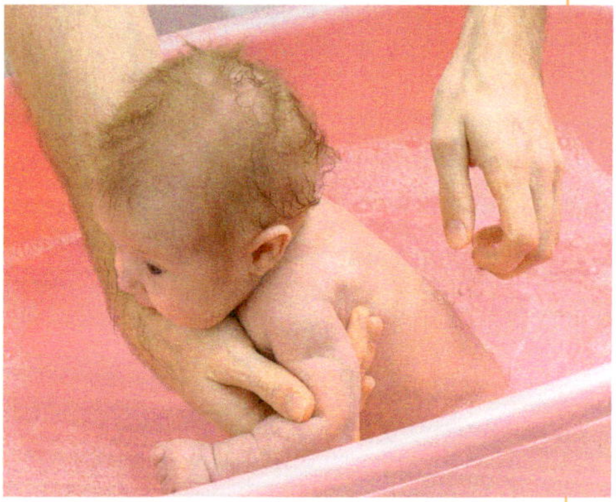

Lave o pescoço e as costas. Depois, sente o bebê e apoie seu braço embaixo dos braços do bebê, segurando-o de frente. Lave a parte de trás do pescoço e as costas.

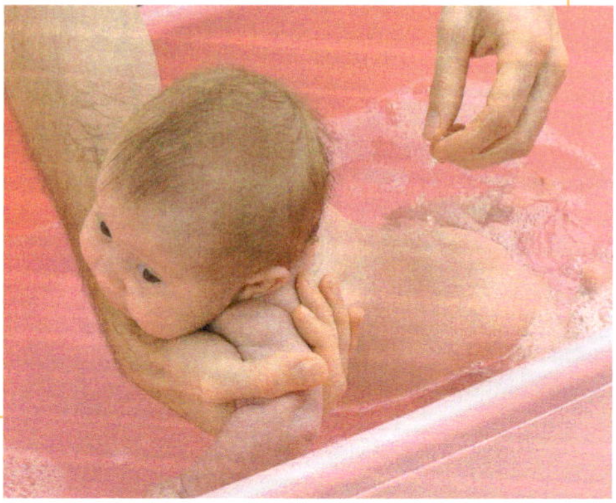

Tire-o da banheira. Coloque-o na posição inicial e repita a operação usada para colocá-lo na banheira, lembrando-se sempre de manter a cabeça, os ombros e as nádegas apoiadas.

Enxugue o bebê e coloque-o sobre uma toalha aberta em cima do trocador e enrole-o na toalha para mantê-lo aquecido, mas evite cobrir o rosto. Depois enxugue o bebê.

Lavando os Cabelos do Bebê

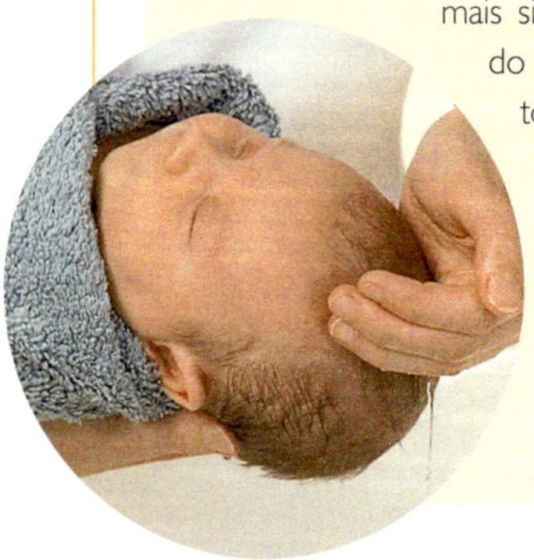

Embora muitos bebês só precisem lavar os cabelos na hora do banho, pode ser que você sinta necessidade de lavá-los adequadamente. A maneira mais simples de fazê-lo é enrolando o corpo do bebê em uma toalha, segurando-o com uma das suas mãos. Posicione a cabeça do bebê acima da banheira com água quente. Lave o cabelo do bebê com a mão que está livre e enxugue-o com uma toalha.

Se você tem uma banheira de adulto, há produtos disponíveis no mercado que favorecem um banho seguro deixando o bebê deitado ou sentado na posição correta. Existem até banheiras flutuantes infláveis, mas as banheiras infantis permitem que você cuide do bebê de forma mais confortável, sem precisar ajoelhar e ter de se esticar pela extensão da banheira de adulto, além de ser um ambiente arriscado e implacável para o bebê.

Não se empolgue enchendo a banheira com muita água – não deixe passar de uma média de 5 a 7 centímetros – ou na altura da cintura caso seu bebê já consiga sentar. Os bebês podem se afogar em uma quantidade bem pequena de água, portanto nunca deixe um bebê sozinho na banheira.

Use um termômetro para verificar a temperatura da água que deve ficar por volta dos 37° (98,6°). Conforme você for ficando mais experiente, será capaz de testar a temperatura da água com seu cotovelo, mas o termômetro será sempre mais preciso. Verifique sempre a temperatura, pois ela pode esfriar rapidamente.

Evite usar sabonetes perfumados e banhos de espuma. Não há necessidade alguma de usar outra coisa que não seja água. Esses acessórios só aumentam o risco de irritar a pele tão sensível do bebê. Comece com a água fria e vá acrescentando a quente para assim eliminar qualquer risco de queimar o bebê.

Se quiser lavar os cabelos do bebê, é melhor fazê-lo antes de colocar o bebê na banheira. Segure-o com um dos braços e a cabeça do bebê acima da banheira e jogue água nos cabelos com a outra mão. Tente evitar que caia água no rosto do bebê. Bebês não precisam usar xampu antes de um ano de idade. Ao ficarem mais velhos, pode-se adicionar um xampu infantil adequado à água da banheira para esfregá-lo gentilmente.

No banho siga uma simples rotina conforme a página 36. Tente cantar e conversar com o bebê o tempo todo procurando acalmar o bebê. Depois, tire-o do banho e coloque-o sobre a toalha que se encontra em cima do trocador, ou seja, em uma superfície à prova d'água, seca e macia.

Cuidando dos Dentes do Bebê

Os dentes de leite de um bebê geralmente nascem aos seis meses de idade, mas alguns podem romper a partir dos três meses ou um ano de idade.

A primeira dentição de seu bebê terá 20 dentes e estará completa por volta de dois anos e meio. É uma dentição muito importante, não somente por auxiliarem na mastigação dos alimentos, mas por também ajudarem com a fala e por abrir espaço para a dentição permanente. As primeiras trocas de dente ocorrerão por volta dos seis anos de idade, e os dentes de leite serão substituídos por 32 fortes dentes que se espera que durem por toda a vida.

Manter os dentes do bebê limpos é, obviamente, uma operação importante e quanto mais cedo for criado o hábito, melhor será – isso pode ser uma boa tarefa a ser cumprida pelo papai. Também é vital limitar a quantidade de alimentos que levam açúcar, especialmente se o bebê sugar esse alimento por muito tempo. Sucos de fruta ácidos podem causar cáries nos dentes do bebê, em especial o suco de maçã. Então sempre dilua essas bebidas de forma que se tornem mais uma água aromatizada. Frutas e legumes são ótimos para os dentes do bebê por serem naturalmente doces, e mastigá-los pode ajudar a limpar e fortalecer os dentes.

Cuidados com os Dentes

Limpando um ou dois dentes com um pano. Limpe gentilmente os primeiros dentes e a gengiva do seu bebê com um pedaço de gaze para remover placas, ácidos e bactérias que podem causar cáries. Pode-se usar algodões também.

Escovando os dentes dia e noite. Sente o bebê no seu colo e cuidadosamente escove os dentes e a gengiva. Suaves movimentos para cima e para baixo removerão qualquer possibilidade de formação de placa. Tenha cuidado especial ao escovar os dentes do fundo para não fazê-lo vomitar nem machucar alguma parte sensível da garganta com a escova.

Trocando Fraldas

Se você quer realmente ter uma função ativa quanto aos cuidados do seu bebê, trocar as fraldas será uma grande oportunidade para colocar a mão na massa literalmente. Uma das melhores coisas disso é o fato de permitir-lhe uma excelente experiência pessoal entre você e o bebê. Feita da maneira correta, este trabalho ingrato, porém essencial, pode ser uma grande maneira de se criar, vínculos com seu filho.

De Pano ou Descartável?

De longe a escolha mais popular de troca de fraldas é a do tipo descartável, pois são fraldas absorventes, possuem várias formas e estilos, são rápidas e fáceis de usar e, obviamente, podem simplesmente ser jogadas no lixo após cada troca.

Outra opção seria o uso de fraldas de pano reutilizáveis, que também possuem uma série de estilos diferentes, com vários tipos de fechos e botões. Esse caminho é mais caro no início, mas fica mais barato a longo prazo por conta da repetição do uso das fraldas – especialmente se você planeja ter mais filhos.

Em termos práticos, fraldas de pano geralmente deverão ser trocadas de forma mais regular por não serem tão absorventes quanto as descartáveis, mas a troca regular faz com que seu bebê tenha menor probabilidade de ter assaduras. Em média, em dois anos e meio de vida um bebê terá usado cerca de 4 a 6 fraldas descartáveis ou 6 a 12 fraldas de pano por dia. Você pode usar lenços de papel para minimizar a sujeira das trocas da fralda de pano, mas é inegável que se trata de um trabalho sujo e manter as fraldas de molho em um balde com produto de limpeza até conseguir lavá-las, pode ser uma decisão arriscada. Uma maneira de se evitar essa tarefa desagradável é contratando os serviços semanais de uma lavanderia para recolher as fraldas sujas, devolvendo-as limpas. Uma sugestão, seria utilizar fraldas de pano durante o dia, ou sempre que ficar em casa, e descartáveis à noite.

Local Ideal para Trocas

A melhor maneira de manter bebês mais novos relaxados e garantir um tempo de qualidade entre vocês é levá-los a um lugar quieto e aconchegante, como o quarto do bebê ou o banheiro. O lugar mais seguro para essa operação é um trocador macio, posicionado no chão para evitar qualquer perigo de o bebê cair de uma superfície alta, apesar de que bebês mais novos ainda não conseguem rastejar, portanto não há risco em colocá-los em uma superfície acima da cintura. A dica de ouro é ter tudo o que precisa para a troca ao seu alcance – chumaços de algodão, água morna ou lenços umedecidos e, caso esteja usando fraldas descartáveis, saquinhos para colocar as fraldas sujas. A troca tem que acontecer rapidamente após a retirada da fralda suja!

A História de Jack

A última coisa que pensei na vida é que fosse gostar de trocar fraldas. Mas esse era um raro momento para ficar a sós com meu filho – um momento íntimo. Geralmente, ele estava todo sorrisos, gorgolejando e adorando a atenção extra. Eu também sentia estar contribuindo de forma ativa com os cuidados com meu filho; quanto pior a situação das fraldas, maior era a satisfação ao término da tarefa. Sentia-me muito bem fazendo isso, especialmente quando havia outras pessoas por perto e eu saia com ele para trocar as fraldas. Um dos momentos dos que mais me orgulho, era quando o trocava no meio da noite sem acordá-lo, pois minha companheira precisava desesperadamente de umas horas de sono.

Rotina de Troca de Fraldas

Certifique-se de ter tudo o que precisa ao seu alcance, já aberto e pronto para ser usado em um ambiente tranquilo. Não se esqueça de deixar alguns brinquedinhos ao alcance do bebê para distraí-lo principalmente no final da operação. Durante todo o tempo em que estiver trocando as fraldas, converse e cante para o bebê, mantendo contato visual o máximo possível, acariciando os braços do bebê, as pernas e os pés, fazendo uma massagem gentil.

1. Deite o bebê de barriga para cima no trocador, cuidando para apoiar a cabeça e a base da coluna ao fazê-lo. Se ele estiver vestido, procure tirar apenas a parte de baixo para trocar as fraldas.

2. Abra o lacre e retire a fralda. Comece a limpar certificando-se de que não há sujeira nesse momento. Os meninos tendem a fazer xixi assim que a fralda suja for retirada. Trata-se de uma reação ao ar mais fresco. Coloque um lenço de papel ou lenço umedecido em cima do pênis para impedir o fluxo, ou, caso somente a fralda esteja suja, segure-a na região genital até que o perigo tenha passado.

3. Enrole a fralda com uma das mãos (mantendo a outra no bebê) e coloque-a onde o bebê não consegue chutá-la. Agora limpe cuidadosamente (ver página 35) e não se esqueça das dobrinhas, use sempre lenços diferentes para a genitália e nádegas, para evitar uma infecção. Enxugue em especial as dobrinhas para evitar assaduras.

4. Abra a fralda limpa, posicione-a corretamente debaixo do bebê e prenda os velcros laterais. Assim que o bebê estiver vestido, coloque a fralda suja em um saquinho e jogue-a fora ou coloque a fralda de pano suja de molho em um balde.

* Esse método é útil tanto para fraldas descartáveis quanto de pano.

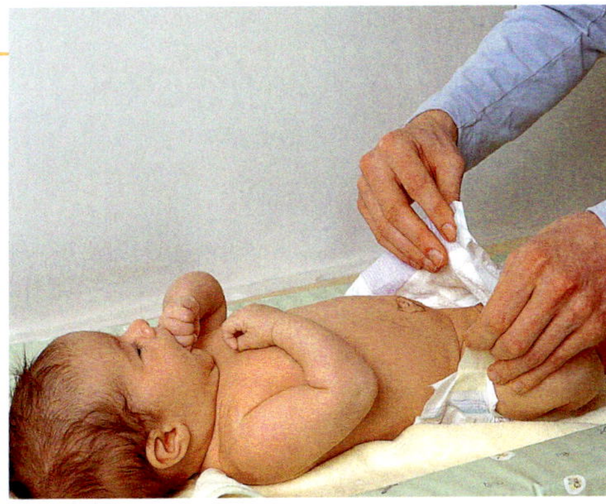

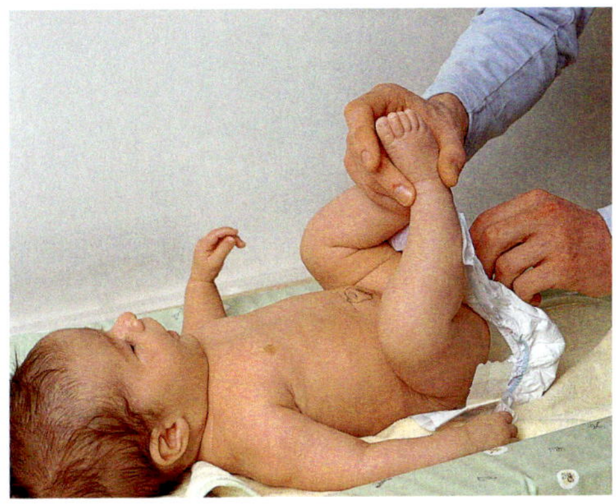

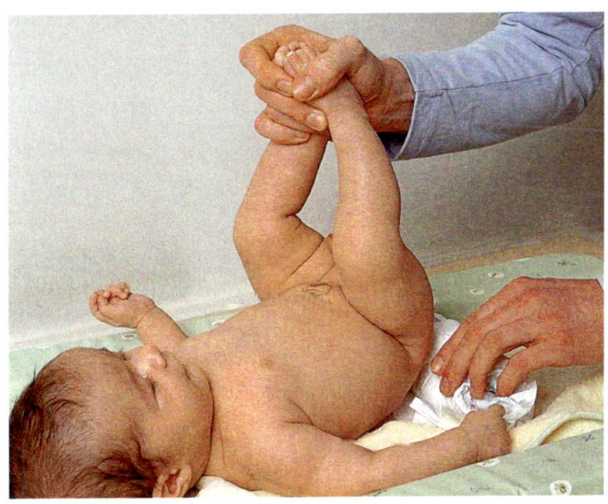

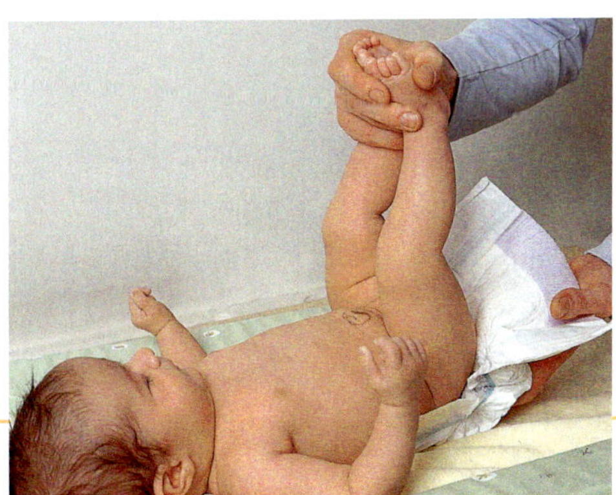

Vestindo o Bebê

Vestir o seu bebê pode ser um grande prazer, mas trocar um bebê que não para de se mexer pode ser também perigoso, além de parecer que a roupa tem sempre um botão a mais do que necessário. Como isso acontece?

Seu bebê passará a maior parte do tempo nessa fase da vida vestindo macacões de manga curta, sem pernas, ou inteiriços, mais conhecidos no Brasil como bodies. Escolha os de fibra natural macia, pois são mais durinhos, porém confortáveis, e não se esqueça de comprá-los sempre um pouco maiores.

DICA DE OURO
Dicas de como lavar

Lavagens e secagens constantes e brutas podem transformar rapidamente as roupinhas em terninhos duros e desconfortáveis.
Para ter certeza de que as roupas serão bem lavadas não sobrecarregue a máquina de lavar. Se utilizar sabão em pó ou alvejante, tenha certeza de que seja suave e livre de coloração e perfume.

Bodies
O melhor tipo é o de abotoar por baixo, pois evita que o bebê fique com as costas de fora, recebendo correntes de ar frio. Os inteiriços

Colocando e Tirando Bodies

Tire o body pela cabeça. Deite o bebê em uma superfície aconchegante e macia e deixe todo o body na altura do pescoço, segurando-o com as duas mãos. Retire-o por detrás da cabeça, abrindo bastante. Levante a cabeça do bebê gentilmente. Na altura da cabeça, gentilmente retire todo o body.

Coloque os braços nas mangas. Alargue o tecido ao redor do pescoço. Pegue uma manga e junte-a toda com uma mão e segure-a com o dedão dentro do braço. Com a outra mão, gentilmente pegue o pulso do bebê e coloque a manga dentro da mão dele e pelo braço. Repita a operação com a outra manga.

Abotoando: Gentilmente, coloque a roupa no bebê. Erga-o levemente para ajeitar a roupa em seu corpo e em suas pernas. Começe a abotoar de fora para dentro, unindo as partes traseiras e dianteiras dos botões seguindo sempre o mesmo lado. Assim, poderá abotoar toda a roupa de forma confiante, sabendo que não sobrará nenhum botão no final.

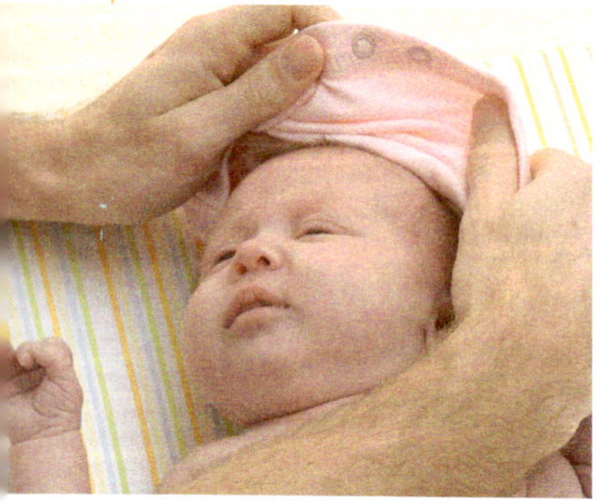

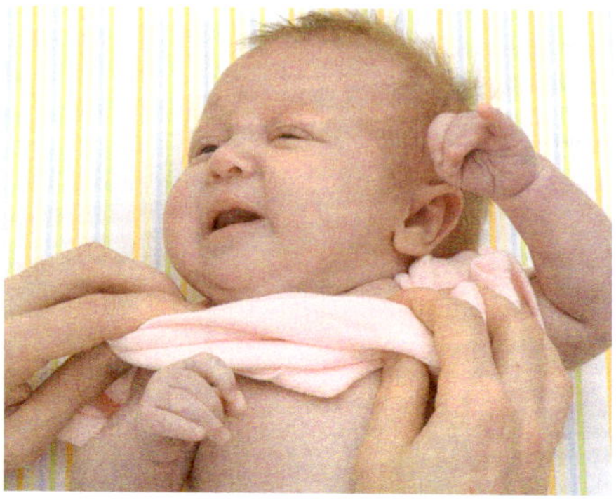

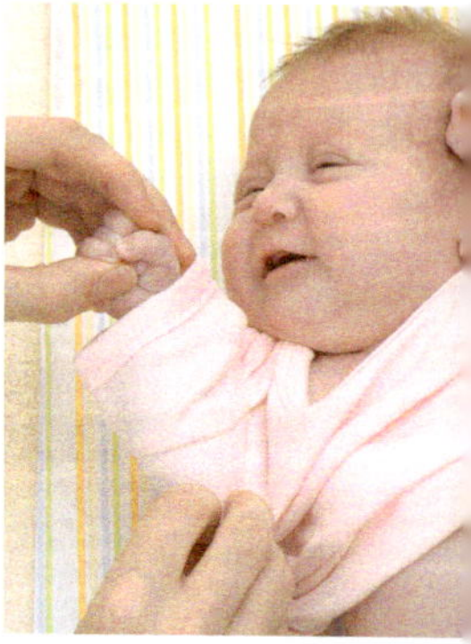

com abertura no pescoço também são muito necessários. Eles têm abertura no pescoço e também podem ser retirados pelas pernas. Facilitar ainda mais quando somente a parte de baixo do body está suja e você não quer tirar a parte de cima.

É difícil para os bebês controlarem a temperatura do corpo, portanto é importante ter em mente o ambiente ao decidir quais roupas colocar nele. Uma dica básica é dar ao bebê sempre uma peça a mais do que a que você está usando. Várias roupas leves são melhores do que uma roupa pesada, simplesmente porque fica mais fácil para você controlar a temperatura do bebê, reduzindo ou aumentando algumas peças. Um gorro é também essencial no outono e no inverno, pois os bebês sentem frio nas extremidades. No verão, o bebê precisará de um chapéu ou boné para protegê-lo do sol.

Sempre vista seu bebê com algo aconchegante e confortável, e veja se tudo o que você precisa está ao seu alcance. Aproveite esse tempo de dedicação exclusiva para estreitar os laços, acariciando-o com seu nariz e massageando-o gentilmente. Procure manter contato visual a maior parte do tempo e use as roupas para entretê-lo, como brincando de "cadê o nenê", por exemplo. Transforme essa experiência em um momento agradável para vocês dois, sem prolongar muito a ponto de deixar o bebê com frio ou entediado.

Para remover um body limpo (de baixo para cima). Deite o bebê em uma superfície aconchegante e macia e abra os botões. Levante o body até a altura do pescoço. Segure uma manga com uma das mãos e com a outra gentilmente retire o braço do bebê. Repita a operação com a outra manga. Segure todo o body na altura do pescoço, alargando-o na abertura para evitar roçar o rosto do bebê. Passe o body pelo rosto do bebê até a altura da cabeça gentilmente e retire-o totalmente pela cabeça.

Para remover um body sujo (de cima para baixo). Remova a fralda suja e limpe o bumbum do bebê rapidamente. Alargue o macacão para passar por um dos ombros e depois repita a operação com o outro. Deite o bebê e retire a roupa por cada um dos braços, gentilmente erguendo os braços do bebê após a retirada de cada uma das mangas. Na altura das pernas, puxe todo o body para baixo, evitando fazer sujeira. Agora você pode terminar de limpar seu bebê, trocando as fraldas e as roupas.

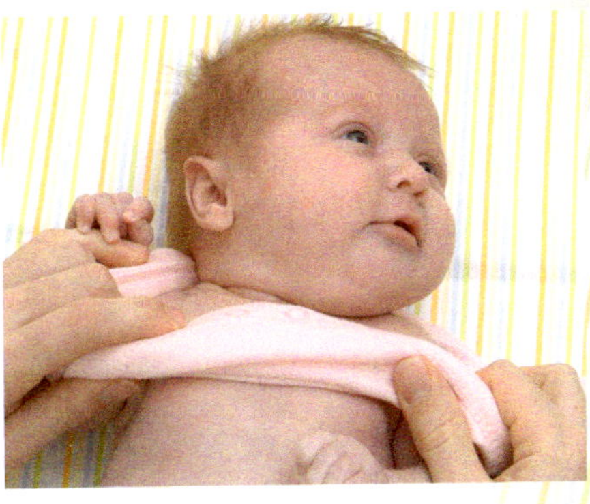

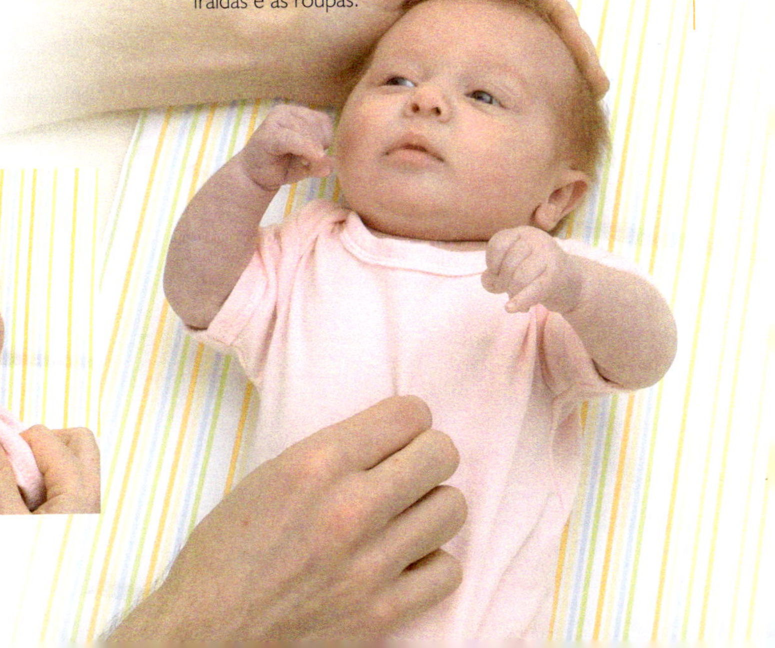

Macacões

Os macacões inteiriços são uma peça essencial no enxoval do bebê. Eles mantêm o bebê aquecido e confortável o tempo todo, e facilitam a vida dos pais, pois só é preciso uma peça de roupa ao trocar a fralda do bebê ou arrumá-lo para dormir. Podem ser usados 24 horas por dia quando o bebê é bem pequeno e tornam-se excelentes pijamas conforme o bebê for crescendo.

Alguns macacões vêm com zíper na frente, o que os torna bem fácil de serem colocados, mas o risco de prender na pele faz com que a preferência seja para os de botão. Entretanto, depois de muitas lavadas, os macacões tendem a alargar, e fica praticamente impossível combiná-los.

Ao escolher macacões, esteja atento, pois os tamanhos adequados à idade variam de um fabricante para outro e somente a altura e o peso do bebê podem ajudá-lo na escolha. Procure sempre comprá-los um pouco maiores.

São poucos os bebês que gostam de trocar de roupa, parcialmente por causa da mudança de temperatura e também porque eles não gostam de fazer isso. Então siga as regras básicas de trazer conforto e segurança, tornando esse momento o mais agradável possível para vocês dois.

VAMOS CONVERSAR | SOBRE COMPARTILHAR AS TAREFAS

Nos primeiros meses da vida do bebê, parece que ele precisa constantemente trocar as fraldas e as roupas. É muito trabalho e pode se tornar algo muito irritante, especialmente quando acontece bem na hora em que você havia começado a relaxar depois da última troca. Inevitavelmente, essas tarefas causarão um alvoroço na vida doméstica e você sentirá os calafrios dos muitos olhares gélidos da sua companheira, caso ela sinta que você está um pouco mais devagar para deixar o jornal de lado e começar a ajudar. Uma boa saída é dividir a responsabilidade das trocas entre vocês durante a semana. Por exemplo, durante o dia o turno é dela enquanto você sai para trabalhar, mas esteja pronto para assumir assim que chegar do trabalho à noite. Outra alternativa seria sua esposa fazer isso durante a semana toda e você durante os finais de semana. Obviamente que essas fronteiras são artificiais e regularmente haverá boas razões para rompê-las, mas pelo menos, se vocês discutirem o assunto, e sua companheira sentir que você está se comprometendo, será menos provável que a situação fique tensa.

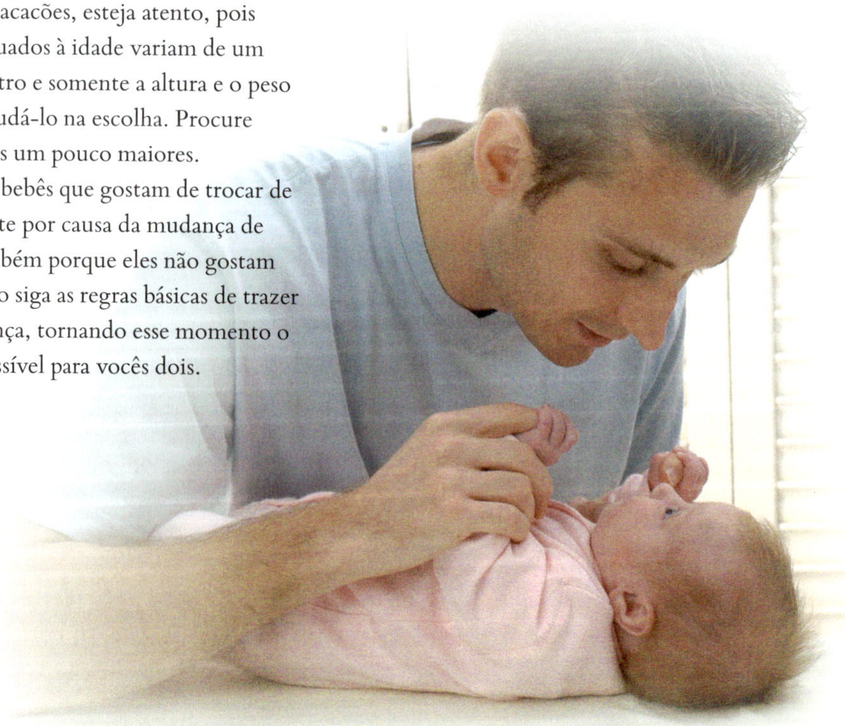

Colocando e Retirando Macacões

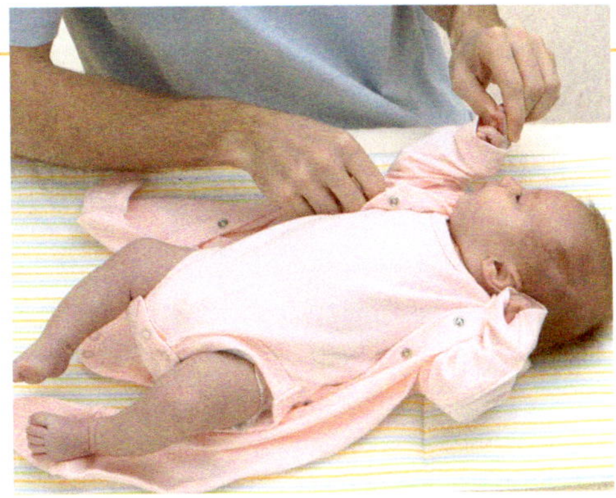

Prepare o macacão. Abra todos os botões e deixe o macacão sobre uma superfície macia e aconchegante. Coloque o bebê em cima do macacão.

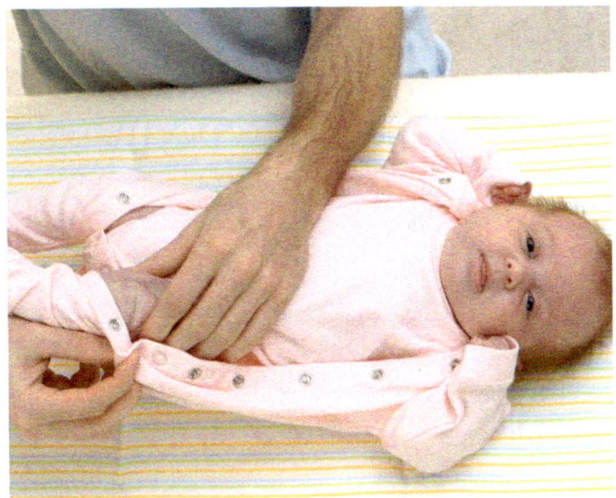

Coloque os braços. Segure a manga toda e gentilmente coloque o braço do bebê pelos pulsos, tomando cuidado para não machucar os dedos e as unhas. Pode ser preciso alargar os punhos da roupa para poder passar as mãos do bebê.

Coloque as pernas. Segure o macacão e coloque uma perna de cada vez, deslizando até que seus pés e e os dedos cheguem ao fim.

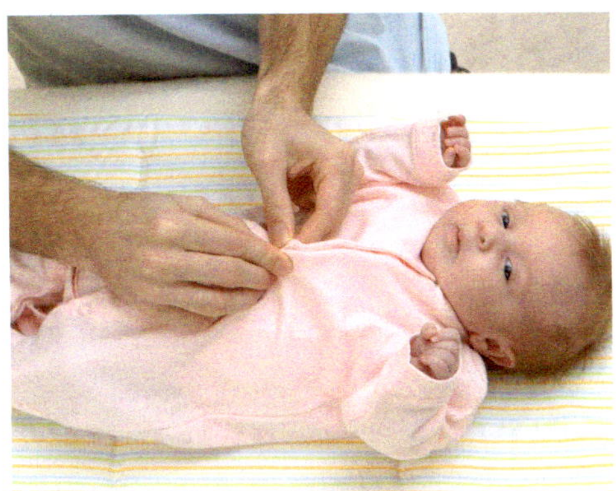

Abotoe o macacão de cima para baixo. A parte superior é a mais fácil de abotoar e faz com que o bebê para de se agitar enquanto você abotoa as pernas. Abotoe as pernas dos pés até a virilha, fazendo uma perna de cada vez.

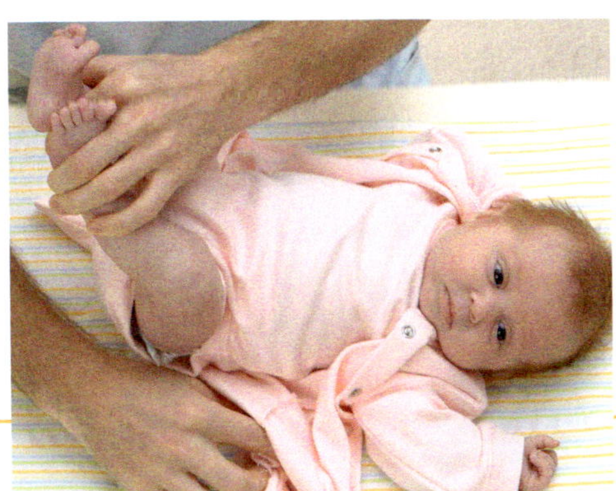

Retirando o macacão

A maneira mais fácil de remover o macacão é começando pelos pés. O bebê provavelmente começará a chutar as pernas assim que o macacão se abrir. Desabotoe tudo e mantenha os joelhos apoiados ao retirar o macacão. Levante o bumbum e erga a parte de baixo até a altura das costas. Dê apoio ao cotovelo do bebê e retire cada braço das mangas. Se a parte debaixo estiver suja, talvez seja melhor retirar de cima para baixo.

Alimentando o Bebê

Amamentando

Não há dúvida sobre isso. Amamentar é a melhor maneira para um bebê iniciar sua vida. Há uma longa lista de benefícios em potencial para a saúde e para o desenvolvimento de uma criança, e os pesquisadores médicos estão constantemente procurando novas razões para alimentar o bebê naturalmente. Amamentar também é benéfico para a saúde a longo prazo de sua companheira, ajuda ao retorno mais rápido à antiga forma física, além de nutrir os laços de proximidade entre mãe e filho.

Amamentar significa menos trabalho, pois não há garrafas para limpar, não há leite artificial para ser preparado, e facilita bastante a rotina noturna para você e sua companheira, pois ela só precisa virar de lado, amamentar e voltar a dormir.

Entretanto, há algumas situações em que a amamentação pode ser dificultada, por exemplo, se houver uma condição física preexistente, ou se for desaconselhado por conta do uso de alguma medicação, ou, não menos importante, se a mulher sentir de forma muito forte que não quer amamentar. E mesmo quando a mulher se compromete a amamentar, ela pode achar difícil dominar a técnica, ou uma enfermidade ou outras situações podem interferir.

Assim, tomar a decisão de amamentar naturalmente ou artificialmente de forma alguma é objetiva, e mesmo que a mulher se decida por um ou outro, não significa que tudo sairá sempre como esperado. Muitas mulheres que começam a amamentar desistem após seis semanas depois do nascimento. No Reino Unido, somente 25 por cento das mães ainda amamentam após seis meses – um índice bem menor do que qualquer outro lugar da Europa. Na Noruega, por exemplo, 80 por cento das mães ainda amamentam após seis meses.

Se sua companheira deseja muito amamentar, mas tem dificuldade em fazê-lo, isso poderá vir como um grande golpe psicológico e ela precisará de toda compreensão e apoio. Existem históricos de bebês prematuros, ou que precisam de cuidados

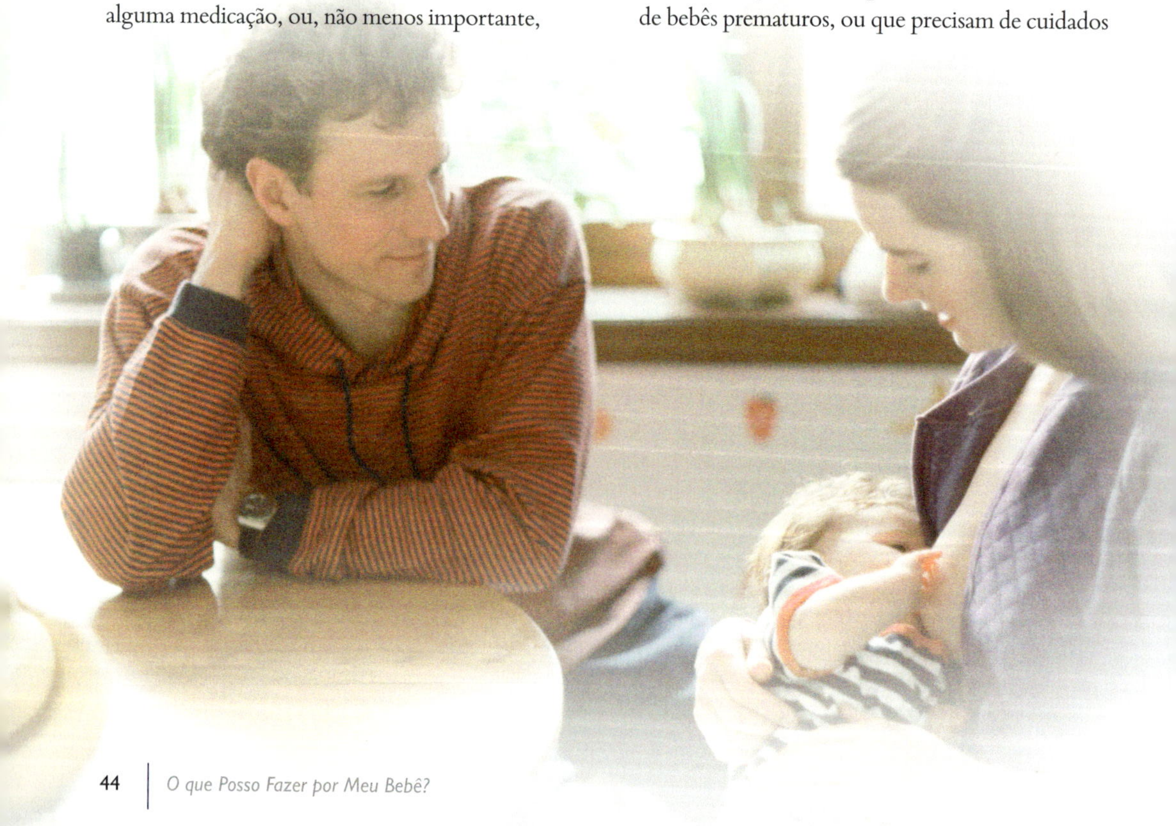

especiais e até mesmo que foram adotados, que conseguiram ser amamentados com sucesso, portanto certifique-se que você e sua parceira fizeram uso de toda a ajuda disponível.

Amamentar pode às vezes fazer com que os pais se sintam excluídos dos vínculos íntimos que ocorrem durante a amamentação. Mas, quando sua companheira sentir-se pronta, ela poderá retirar leite e você então poderá passar pela experiência de amamentar seu filho, ou você pode ocasionalmente dar a ele uma mamadeira de leite artificial (se o pediatra assim recomendar). Até lá, deixe a mamãe e o bebê curtirem esse momento deles, enquanto você aproveita a paz e a tranquilidade. É claro que você sempre pode ajudar entregando o bebê na hora de amamentar e colocando-o na cama quando ele tiver terminado.

Apesar de todos os benefícios da amamentação, criar o filho com leite artificial não é um desastre – na verdade está bem longe disso. O leite artificial fornece toda a nutrição que a criança precisa e pode realmente conter mais nutrientes do que o leite materno. Mas bebês conseguem absorver mais rapidamente os nutrientes vindos do leite materno, mas isso não vem ao caso. A grande diferença é que o leite da mãe contém uma variedade de ingredientes extras, possíveis de matar bactérias, combater infecções e, geralmente, fortalecem o sistema imunológico do bebê.

Mas não importam quais sejam os fatos e números, e quão forte seja a sua vontade de optar por um método de amamentação ou outro, a decisão final será a da sua companheira, afinal de contas, o corpo é dela. É claro que você deve estar envolvido na decisão, mas uma vez tomada, ela precisará de seu apoio total, e não deve ser levada a sentir-se culpada sobre a sua escolha.

Qualquer que seja a decisão, o momento da amamentação deve ser um prazer a ser desfrutado. E mesmo quando seu bebê está sendo amamentado pela mãe, dá para você sentir o envolvimento simplesmente observando e encorajando. É fascinante o processo de observação, e muitos bebês desenvolvem hábitos bizarros em seus movimentos e barulhos ao ser alimentado, o que pode ser muito divertido além de unir a família toda em uma sessão mútua de criação de vínculos.

AMAMENTAR EM PÚBLICO

Pesquisas mostram que 60 por cento das mulheres passaram por situações desconfortáveis ao tentar amamentar em público. Até mesmo mães que estavam dando mamadeira já foram solicitadas a parar de fazê-lo. No Reino Unido, isso se tornou um problema tão grande que a Escócia introduziu uma lei para evitar a descriminação. Espera-se que a Inglaterra siga o exemplo. A preocupação com a amamentação em público é uma razão chave para a decisão das mães de parar de amamentar cedo. Portanto, seu apoio é fundamental.

Dando Mamadeira

Optar por dar a mamadeira significa que você e sua companheira precisam se comprometer a níveis altos de limpeza em todos os aspectos do processo de alimentação. É claro que tudo que você fizer para seu bebê nos estágios iniciais da vida, deve visar manter a saúde dele e evitar doenças, mas alimentá-lo requer uma vigilância

VAMOS CONVERSAR | COMO ALIMENTAR O SEU BEBÊ

Se você tem vontade de opinar sobre o fato de seu bebê ser amamentado no peito ou pela mamadeira, as pesquisas mostram que a decisão com frequência é tomada durante a gravidez ou até mesmo antes da concepção. Uma grande influência na decisão da mulher tem a ver com a sua percepção sobre como seu companheiro sente-se em relação a isso, bem como o seu desejo de envolvê-lo no processo dos cuidados com o bebê. Então, é importante que você tenha certeza de que sua companheira entende seus sentimentos o mais cedo possível, e que vocês dois estão plenamente conscientes das vantagens e desvantagens de ambos os métodos.

extra para evitar algumas das mais desagradáveis infecções.

Como pai, você não está tão envolvido com as atividades de amamentação e os vínculos que advêm disso como queria, mas ajudar a preparar o equipamento necessário todo dia pode ser de grande auxílio a sua companheira, além de proporcionar uma satisfação extra por ter contribuído.

Após lavar completamente todo o material necessário para alimentação do bebê, será preciso esterilizar tudo. Há vários modos de fazer isso e não mais se acredita na necessidade de ferver as garrafas. Há kits especiais de esterilização que usam produtos químicos, ou você pode investir em um esterilizador. Uma alternativa seria esterilizar em micro-ondas, ou você poderia usar uma máquina de lavar louças em um ciclo quente, que tem o benefício extra de permitir que você limpe quantas mamadeiras precisar.

OS BENEFÍCIOS DA AMAMENTAÇÃO NATURAL

A Organização Mundial da Saúde recomenda que os bebês sejam exclusivamente amamentados de forma natural nos primeiros seis meses de vida.
Bebês que mamam no peito sofrem menos de infecções gástricas, pulmonares e de ouvido; têm corações mais saudáveis; melhor desenvolvimento cerebral; menor risco de alergias ambientais; proteção contra diabetes; além de melhor desenvolvimento ósseo.
Também foi descoberto que as crianças amamentadas de forma natural, desenvolvem níveis mais altos de inteligência e têm mais facilidade de subir de classe social na vida futura.
As mães que amamentaram seus filhos no peito têm menor risco de contrair câncer de seio ou de ovário; experienciam grande perda de peso se amamentarem por pelo menos seis meses, um retorno mais rápido à forma física anterior à gravidez; além de risco reduzido de contrair osteoporose futuramente.
Os pais também lucram com isso, pois sua companheira e seu filho são mais saudáveis, amamentar no peito é muito mais fácil do que dar mamadeira e é de graça.
As notícias são ainda melhores para quem paga seus impostos. É sabido que seriam economizados US$ 3,6 bilhões por ano nos Estados Unidos com o custo de tratamento para três infecções infantis se 50 por cento das mães amamentassem por seis meses (esse é o dobro do índice atual).

Preparando Leite Artificial

Após esterilizar mamadeiras e afins e ter lavado as mãos, você pode começar a preparar o leite. Esse leite é geralmente baseado em leite de vaca ou de soja, e pode ser encontrado já pronto em embalagens tetra pak, embora seja bem mais comum, e mais econômico, comprar o pó e misturar da forma que você necessitar.

Assim como é necessário manter tudo extremamente limpo, é também preciso seguir as instruções do fabricante com muito cuidado. Particularmente em relação às medidas de água e pó, pois se não houver água o suficiente, a criança pode ficar desidratada, entretanto, se houver água demais, o bebê pode ficar desnutrido. Então, como precaução, nunca coloque mais ou menos do que a quantidade indicada na embalagem e coloque a quantidade de água exatamente como indicada.

É uma boa ideia preparar várias mamadeiras de uma vez, estocando-as na geladeira até utilizá-las, mas lembre-se sempre de que qualquer mamadeira não utilizada dentro de 24 horas deve ser jogada fora. Ao preparar o leite, é preciso mantê-lo aquecido em temperatura ambiente ou colocá-lo em uma garrafa térmica.

Como Alimentar seu Bebê

Chegou a hora de amamentar novamente! Só que agora é a vez do papai alimentar sua ansiosa prole. Se sua parceira está dando o peito ao bebê e tirou o leite para que você dê a mamadeira ao bebê, é provável que seu interesse por esse assunto tenha sido despertado há umas três ou quatro semanas. Essa é uma boa hora para permitir a sua parceira

Rotina de Esterilização das Mamadeiras

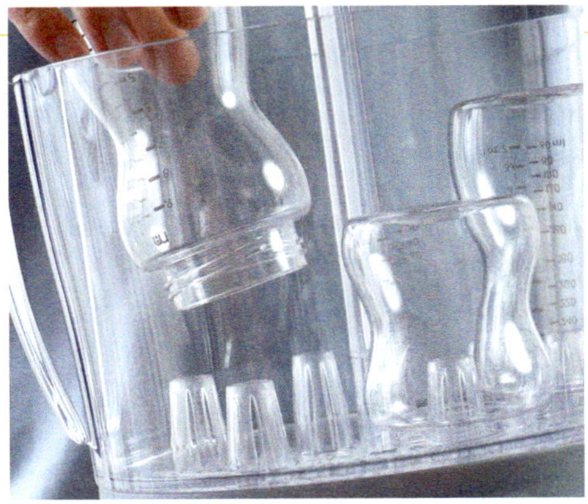

Lave as mamadeiras. Você precisará de uma escova de mamadeiras para garantir uma lavagem completa. Coloque água quente com sabão em uma tigela e coloque as mamadeiras. Tenha cuidado especial com a parte rosqueada e a respectiva tampa, pois essas são as áreas em que o leite endurecido pode ficar armazenado. Lave completamente para evitar resíduos de detergente.

Lave os bicos. Use uma escova especial para bicos para atingir os cantos mais difíceis. Vire o bico do avesso para terminar essa tarefa e lave muito bem.

Siga as orientações do fabricante. Ao usar o esterilizador, siga sempre as instruções para minimizar as chances de infiltração de bactérias. Drene o recipiente quando a esterilização terminar. Pode ser necessário lavar os itens com água fervida se estiver usando tablete de esterilização. Você pode usar as mamadeiras para alimentar o bebê imediatamente ou deixe-as no esterilizador.

Como Preparar o Leite Artificial

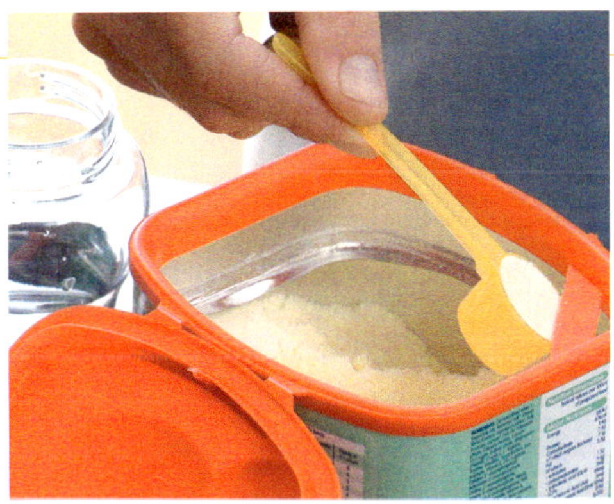

Ferva a água. Encha uma chaleira com água filtrada e ferva. Não use água mineral nem aromatizada, pois o nível de sais minerais pode não ser adequado ao bebê. Coloque a quantidade adequada de água na mamadeira.

Meça o leite em pó. Use o medidor que vem com o leite para medir a quantidade exata de pó, nivelando-a com uma faca ou algo do gênero.

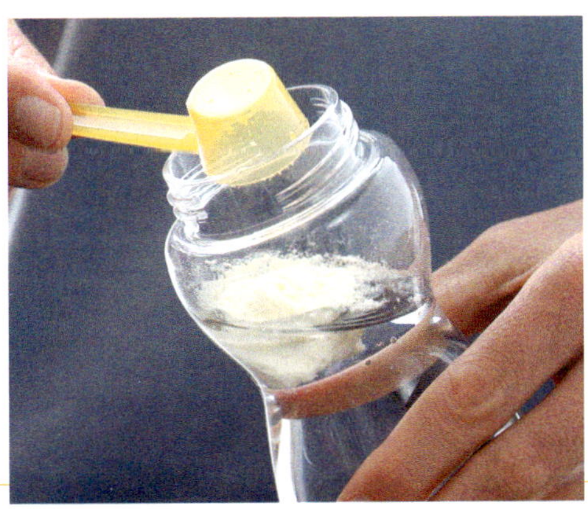

Misture e armazene. Verifique novamente a quantidade de leite necessária e coloque-a na mamadeira. Coloque a tampa protetora e feche a tampa. Então, chacoalhe a mamadeira bem forte para que a água e o pó misturem-se completamente. Tire a tampa protetora e coloque o bico esterilizado. Você pode preparar várias mamadeiras ao mesmo tempo e armazená-las na geladeira por até 24 horas.

que estabeleça um processo de amamentação adequado. Mesmo que ela esteja dando mamadeira desde o nascimento, provavelmente é melhor esperar até que ela tenha criado um vínculo forte com o bebê antes de você tentar alimentá-lo também.

Alimentar seu bebê deve ser uma experiência íntima, garantindo a criação de vínculos entre vocês. Observe sua companheira para ver qual seu comportamento com o bebê ao amamentá-lo e tente recriar essa atmosfera especial. Sente-se, fique confortável – isso não é algo rápido – e talvez coloque uma música tranquila para ajudar você a relaxar e a curtir a experiência. Olhe nos olhos do bebê e procure manter esse contato visual durante a amamentação para se conectar realmente com ele, encorajando-o durante a mamada.

Colocando o Bebê para Arrotar

Os bebês geralmente engolem ar ao mamar, especialmente quando usam a mamadeira, pois nem sempre é fácil para eles abocanhar a bico todo. O ar pode formar bolhas no estômago do bebê, causando desconforto e uma sensação de saciedade, então é preciso fazê-lo expelir esse ar colocando-o para arrotar.

Alguns bebês precisam disso mais do que outros e o uso de um bico diferenciado pode minimizar esse problema. Mas se seu bebê simplesmente cair no sono, não há porque perturbá-lo. Na verdade, seu bebê com frequência dormirá depois de mamar. Seus olhinhos começarão a mexer e ele ficará com uma aparência de intoxicado, mas essa é uma reação perfeitamente normal.

Assim como expelir o ar, pode ser que o bebê golfe um pouco do leite engolido. Diferente de vômito, esse leite é geralmente um excesso de leite na boca, e o bebê parece nem notar. Algumas vezes isso acontece por ter mamado demais, mas usualmente é o resultado de uma válvula na parte superior do estômago que ainda

Rotina de Amamentar com a Mamadeira

Aqueça o leite. Use uma panela com água quente ou um aquecedor elétrico de mamadeiras para aquecer o leite (ver na página 49). Não use o micro-ondas, pois ele não aquece a mamadeira por inteiro e deixa algumas partes muito quentes. Aquecer o leite materno no micro-ondas pode destruir alguns dos ingredientes essenciais ao sistema imunológico.

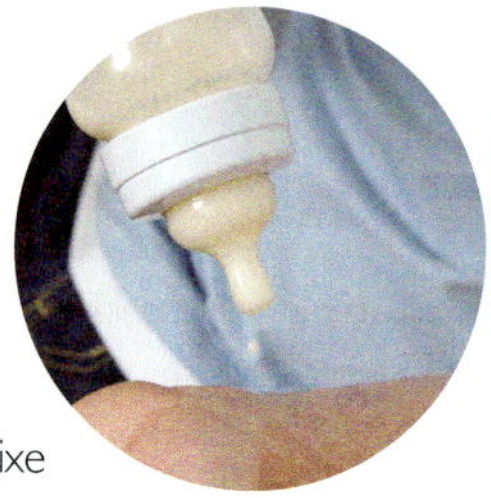

Verifique a temperatura. Antes de dar o leite ao bebê, coloque algumas gotas em seu punho. A temperatura deve ser mais para morna e nunca muito quente.

Batidinha na bochecha (1). Deixe o bebê ver a mamadeira e depois de uma batidinha na bochecha dele para iniciar o reflexo de sucção. O bebê vai virar-se para você automaticamente com a boca aberta, pronta para sugar.

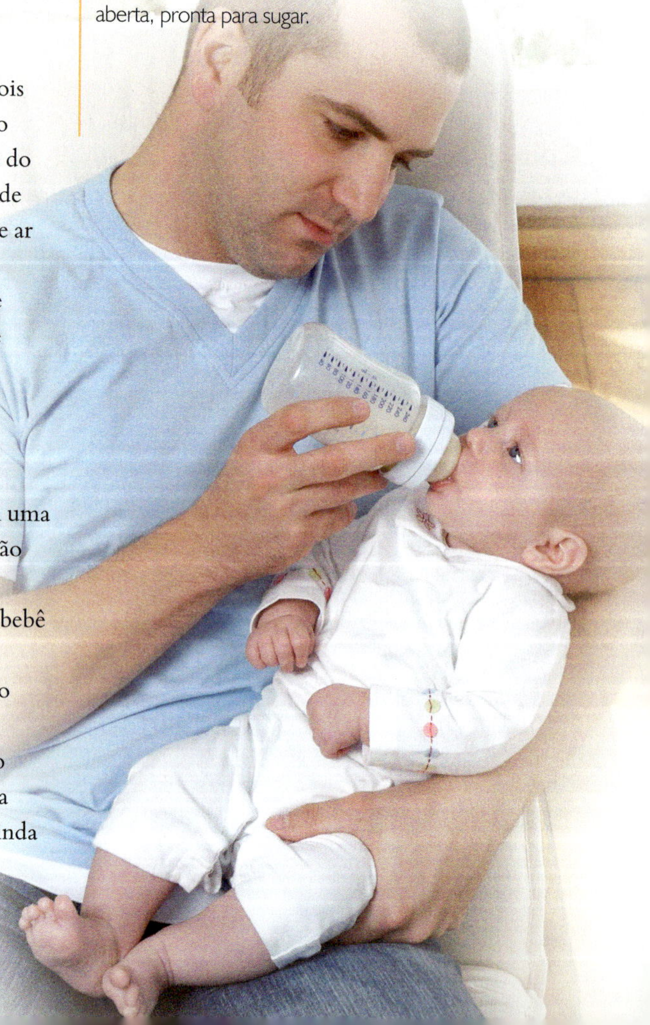

Ofereça a mamadeira (2). Segure a mamadeira em um ângulo de 45 graus para que o bico fique cheio de leite e não haja formação de bolhas. Ofereça o bico ao bebê, fazendo com que ele coloque-o completamente na boca e comece a sugar.

Mantenha o nível do leite (3). Mantenha a posição do leite firme para que o bico fique sempre cheio. Você começará a sentir o bebê sugando o leite. Ajuste o ângulo para que a parte superior da mamadeira fique sempre cheia de leite.

Retire a mamadeira (4). Quando o bebê terminar de mamar, ou quando você precisar fazê-lo arrotar, coloque seu dedo mindinho no canto da boca do bebê para interromper a sucção. Ao fim da mamada, jogue fora todo o leite que sobrou para que a próxima mamada seja feita com uma nova mamadeira.

Aquecendo o Leite

A maioria dos pais prefere aquecer a mamadeira para fazer com que fique mais próxima da temperatura do leite materno. Entretanto, a maioria dos bebês não se importa em tomar leite em temperatura ambiente, porém não gelado.
No entanto, não dê ao bebê um leite que tenha ficado fora da geladeira por mais de uma hora.

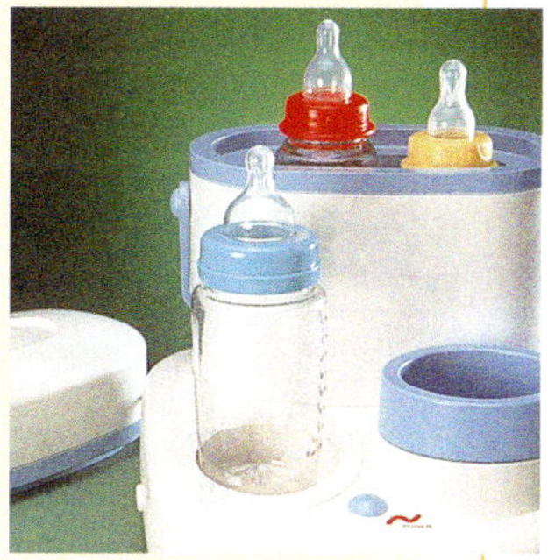

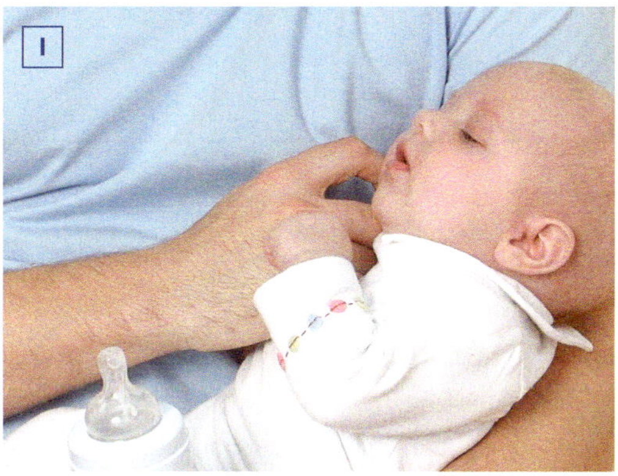

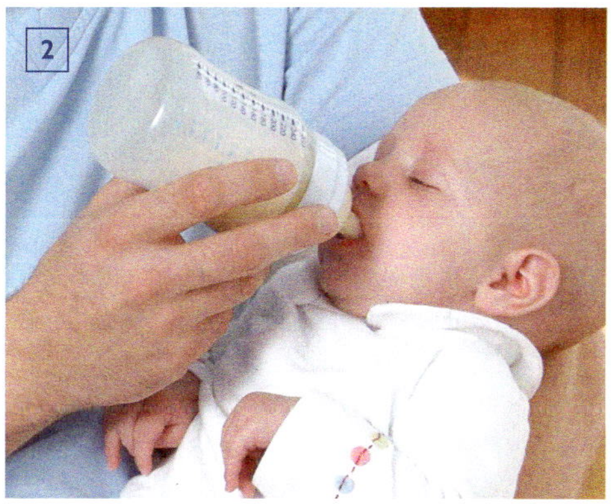

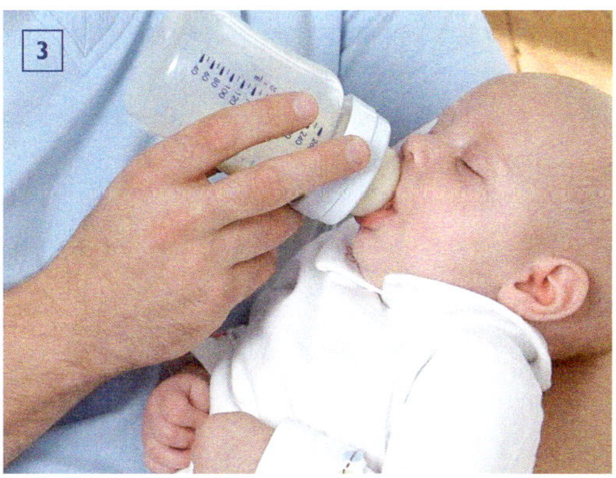

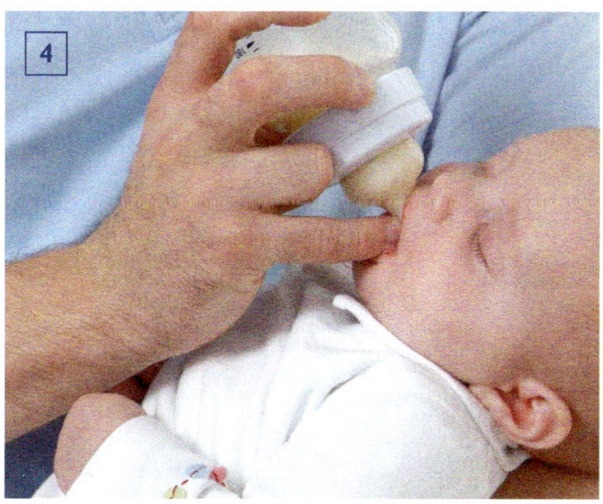

Três Maneiras de Fazer um Bebê Arrotar

Nos seus ombros. Levante o bebê de forma que a cabeça dele fique acima do seu ombro e longe do pescoço. Use uma mão para apoiar o bumbum do bebê e a com a outra bata gentilmente nas costas do bebê. Você também pode tentar dar batidinhas na base da coluna e ir subindo a fim de, literalmente, fazer com que o ar encapsulado saia.

Sentado. Coloque o bebê sentado no seu colo. Apoie a cabeça dele com uma das mãos e use a outra mão para bater gentilmente nas omoplatas do bebê.

No meio dos joelhos. Coloque o bebê deitado de forma que o estômago fique sobre um joelho e o peito sobre o outro ou sobre o seu cotovelo. A cabeça do bebê deve ficar longe de você e nada deve obstruir a boca dele. Bata gentilmente nas costas dele.

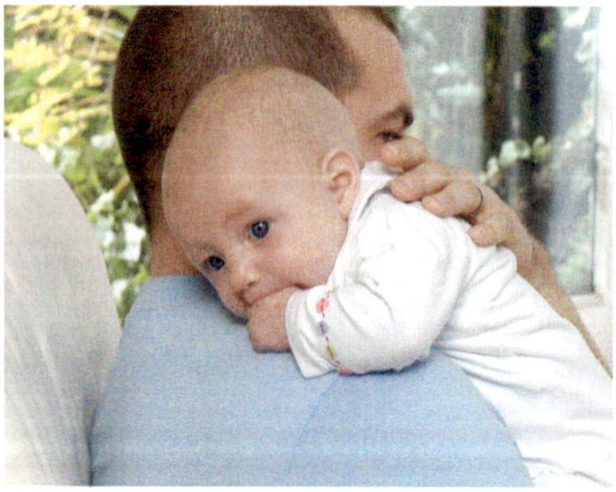

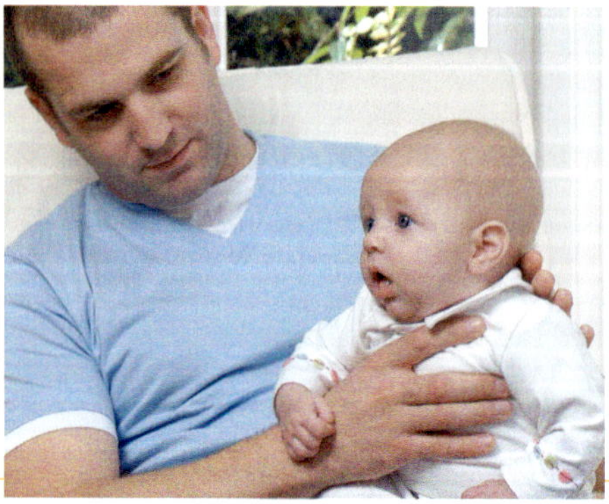

não está forte o suficiente para impedir que os líquidos voltem. Você pode resolver esse problema segurando o bebê em um ângulo de 30 graus durante e depois da amamentação, tornando menos provável que os líquidos "saiam" do topo do estômago.

Não há como escapar do fato de que alimentar seu bebê pode ser uma tarefa de muita bagunça bem antes de atingir o estágio de jogar e cuspir comida e bebida. Assim, é uma boa ideia ter uma toalha no colo para proteger suas roupas bem como colocar um babador no bebê para evitar ter que trocar as roupas do bebê após a mamada.

Dando Alimentos Sólidos ao Bebê

Quando seu bebê estiver com seis a nove meses, ele começará a desenvolver novas maneiras de se comunicar e você começará a sentir que uma relação mais plena começa a ser possível. É nessa época também que seu bebê estará pronto para alimentar-se com sólidos, dando a você uma nova oportunidade de aumentar seu envolvimento com os cuidados com o bebê. Espera-se que nesse momento você já tenha dominado o preparo do leite artificial e já tenha criado o hábito de dar a mamadeira ao seu bebê de vez em quando. Portanto, está na hora de dar um passo adiante.

E não é só dando comida para o bebê que você pode ajudar. Assim como ajudou aprendendo a preparar o leite do bebê para diminuir a pressão sobre a sua companheira, você pode aprender a cozinhar para seu bebê.

E não tem problema se você for um péssimo cozinheiro. A maioria das receitas para bebês não passa de uma simples combinação de ingredientes nutritivos, e a grande notícia é que você não precisa realmente se preocupar com a aparência da comida ao servi-la, pois nessa fase tudo tem de ser muito bem amassado.

Há livros de receitas muito bons que contêm receitas rápidas, saudáveis, e engraçadas para as crianças de todas as idades, assim fica fácil para

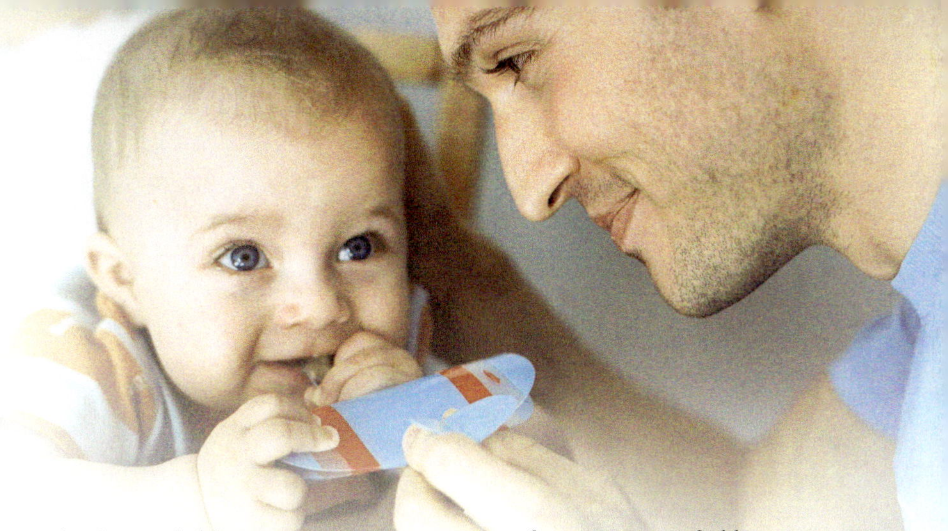

você encontrar algo agradável para o bebê comer que você seja capaz de fazer – só não se desaponte se a sua massa predileta for acabar no chão.

Você realmente precisa ajudar a sua companheira na cozinha, poupando os dois na hora das refeições. Assim, prepare uma grande quantidade de papinha, coloque em formas de gelo e congele. Na hora em que precisar, tire quantos cubos de gelo forem necessários em cada refeição e descongele-os. Você também pode congelar cubos de legumes individuais, como purê de batatas, por exemplo, e cozinhar refeições com base no que tiver pré-preparado. Cuidado ao descongelar no forno de micro-ondas, pois a comida com frequência não aquece por inteiro, então não se esqueça de sempre olhar e misturar as partes que parecerem mais quentes. Talvez, a melhor maneira seja simplesmente colocar o prato de comida do bebê dentro de uma tigela maior com água quente e deixar aquecer gentilmente até atingir a temperatura adequada.

Transformando a Hora de Comer em Diversão

O tempo de atenção do bebê ainda é muito curto nessa fase, portanto mantê-lo interessado durante todo o tempo de refeição não será tarefa fácil. Para tirar o melhor proveito de cada refeição no que se refere à construção de um relacionamento, você precisa aprender a transformar esse momento em algo divertido.

Assim como faz ao trocar as fraldas ou dar banho no bebê, procure manter contato visual, sorria sempre, converse e encoraje o bebê o tempo todo. Deixe-o vê-lo provando a comida e mostre facialmente que adorou. Transforme o processo de alimentação em brincadeira fazendo barulhos engraçados enquanto pega as colheradas. Tente segurar a colher na altura da cabeça e faça-a voar dentro da boca como se fosse um avião, ou finja ser um trem entrando no "túnel" da boca – sempre fazendo efeitos especiais.

Não é o fim do mundo se seu bebê não comer toda a comida – embora seja algo bem frustrante –, pois ele sempre deixará bem claro a você quando estiver com fome. Mas se tudo o mais falhar, coloque o cadeirão em frente ao programa de TV favorito do bebê. Isso pode distraí-lo a ponto de mal notar que está comendo, assim você faz com que ele coma tudo como se estivesse em piloto automático. Distraí-lo com um brinquedo pode ser muito útil também.

Uma coisa garantida na hora das refeições é a sujeira: no bebê, no tapete, na mobília e em você, portanto escolha um ambiente adequado e nunca tente alimentá-lo pronto para ir trabalhar. Coloque um babador no bebê, ou até mesmo um colete plástico, e até espalhe alguns jornais pelo chão. Se um banho no bebê estiver nos seus planos nesse dia, é melhor deixá-lo para depois da refeição! E pode ser que você também precise de um banho.

Comendo com a Colher

Pode levar várias semanas para fazer o bebê dominar a técnica de comer com a colher. Assim como feito com as mamadeiras, será preciso esterilizar o prato e a colher. Coloque o bebê sentado no seu colo ou no cadeirão. Certifique-se de que ele esteja usando um babador e que seu colo também esteja protegido! Coloque um pouco de papinha em uma colher de cabo longo e posicione-a bem no meio dos lábios para que o bebê possa sugar a comida. Tome cuidado para não enfiar a colher na boca dele e fazê-lo vomitar. É provável que ele não pegue toda a comida da colher até aprender que é isso que deve fazer.

Ajudando o Bebê a Comer Sozinho

Ao ensinar o bebê a comer sozinho, a primeira regra é não esperar muito disso logo de início. Muitos bebês não são capazes de dominar esse movimento de pegar a comida no prato com a colher e depois levá-la à boca antes de um ano ou dois anos de idade. Seu desenvolvimento físico e neurológico com frequência não está apto à tarefa de coordenar uma operação tão complicada, mesmo embora já seja capaz de segurar uma colher, colocar comida nela, atirando tudo pela cozinha ou qualquer outro cômodo em que esteja – o que é muito mais fácil e mais engraçado.

Até que consiga usar a colher adequadamente, a única outra opção é usar as mãos (não que a coisa fique mais limpa quando passar a usar a colher). Comer com as mãos faz uma sujeira e não é nada eficaz, mas é importante deixar o bebê se alimentar sozinho se ele quiser – respeitando seu próprio ritmo. Quando ele se cansar, você pode ajudar, mas enquanto isso, deixe-o experimentar para aprender, pois é uma ótima maneira de desenvolver a coordenação viso-motora. Tente dar uma colher a ele para brincar enquanto come alguns grãos de feijão com a mão.

Alimentos do tipo aperitivo também são uma ótima ideia nesse estágio. Vegetais cozidos em cubos, tiras de frutas descascadas, uvas sem semente, pedaços de massa cozida, pedaços de queijo, e, é claro, sanduíches. Mas evite nozes e alimentos com sementes.

Uma colher de plástico pode ser uma ferramenta perigosa nas mãos de um bebê, então é melhor escolher uma com extremidades macias, pois não machucarão muito se baterem na gengiva ou nas amídalas. Pode-se comprar também colheres infantis sensíveis ao calor que mudam de cor se a comida estiver muito quente.

Não se preocupe se o bebê não provar a comida imediatamente. Frequentemente, bebês podem parecer totalmente desinteressados a princípio, mas

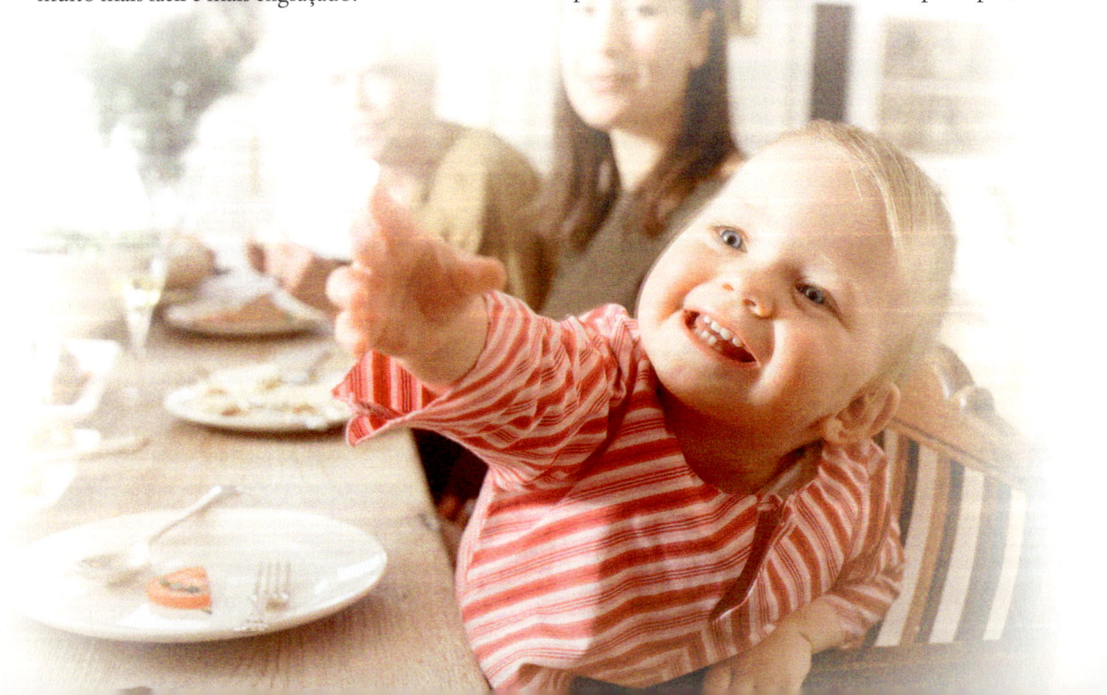

acabam limpando o prato assim que você virar as costas. Se o bebê está comendo sentado no cadeirão, vale a pena fazê-lo acostumar-se a sentar lá antes de introduzir alimentos sólidos, do contrário você terá de lidar com duas experiências ao mesmo tempo. Ao passar a alimentar-se no cadeirão regularmente, será melhor mantê-lo fora dele até a comida estar pronta. Isso ajudará a evitar que ele fique entediado e comece a gritar justamente quando a comida ficar pronta.

A escolha do cadeirão é uma decisão muito importante, dado o impacto que as boas e más refeições podem ter no seu dia. As primeiras prioridades são encontrar um cadeirão que seja seguro e estável, mantenha o bebê no lugar de forma confortável e seja fácil de limpar. Verifique mais de uma vez a qualidade das alças, particularmente as travas, e lembre-se de que podem ficar completamente cheias de comida, assim é melhor comprar as removíveis que podem ir à maquina de lavar.

O ideal é que o cadeirão tenha a bandeja removível, o que novamente torna fácil a limpeza e aumenta a flexibilidade do uso do cadeirão. Procurar fazer as refeições todos juntos é uma ótima maneira de desenvolver laços familiares, ajuda o bebê a tornar-se mais sociável o quanto antes e encoraja a disciplina a longo prazo – algo que você realmente apreciará quando começar a ir a restaurantes. Assim, veja como o cadeirão funciona ao redor da mesa em que a família faz a maioria das refeições. O bebê deve sentar no cadeirão e servir-se na mesa assim como o restante da família faz.

Conforme a criança for desmamando, será preciso oferecer mais líquidos a ele para que não desidrate. Tente limitar as bebidas à água ou a suco de frutas diluído. O suco de maçã é mais ácido e pode causar cáries nos dentes do bebê se não forem diluídos em uma parte de suco para dez de água. Ao mudar da mamadeira para o copinho, você perceberá que o bebê não quererá tomar. Trata-se de uma simples questão de tentativa e erro até que você encontre o estilo certo de copo, com o fluxo de líquido adequado para satisfazer o bebê.

A História de Richard

Quando nosso filho começou a comer sozinho, eu ficava chocado ao chegar do trabalho para vê-lo, literalmente, ensopado de molho, com comida por todo o chão, pela mesa e na minha esposa. Eu ficava reclamando que ela exacerbava a situação com toda a comida estranha que servia a ele, mas ela dizia que precisava tentar coisas novas.

No dia em que ele experimentou seu primeiro prato de espaguete, comeu tudo com as mãos, pendurando as tiras no alto da cabeça e pegando as extremidades com as mãos. O rosto todinho ficou coberto de molho de tomate e eu mal o reconheci debaixo da peruca de macarrão presa à testa dele. Mas meu filho estava naquele momento muito concentrado em alguns morangos e claramente parecia adorar cada minuto. Ao pensar sobre aquela imagem mais tarde, percebi que era eu quem precisava descontrair. Minha esposa tinha razão – era necessário que ele explorasse os alimentos. Assim que eu relaxei, dar a comida a ele nos finais de semana tornou-se algo pelo qual eu esperava ansiosamente, assim como se espera por uma boa refeição.

Brincando com o Bebê

A cada mês você observará grandes mudanças no que se refere às habilidades do bebê e sobre os interesses dele. A princípio a visão é limitada, mas objetos bem coloridos podem ajudar a mantê-lo ocupado no berço e um móbile é uma ótima ideia para isso. Os recém-nascidos em particular respondem a objetos vermelhos e pretos, assim tente brinquedos adequados que combinam essas cores.

A vida é uma constante experiência de aprendizagem para o bebê e, cada vez que ele faz um barulho ou movimento novo, vê algo de um ângulo diferente ou com um uso diferente, ou ainda ouve novos sons e vozes, será fascinante para ele. Quanto mais você estimular o interesse dele, permitindo que veja e sinta coisas diferentes, mais rápido ele desenvolverá suas habilidades. Mas, ao mesmo tempo, muita diversão e atividade podem sobrecarregar o bebê.

Não há muita necessidade de gastar dinheiro com brinquedos caros para um bebê pequeno, pois o foco de atenção é pequeno e o interesse se esvai rapidamente. Objetos domésticos comuns podem ser muito úteis e divertidos. Da mesma forma, as brincadeiras mais simples feitas com ele, como rolar uma bola, podem deixar o bebê paralisado. Se você ou outras pessoas querem mesmo comprar itens especiais, os brinquedos interativos são os que duram mais, com muitos barulhos e partes móveis que mantêm o bebê interessado e ajudam no desenvolvimento das habilidades. Mas sempre verifique se as partes removíveis podem sufocar o bebê e evite partes bem pequenas que podem ser engolidas ou ficarem presas na garganta – quando o bebê conseguir pegar as coisas e colocá-las na boca, começará a praticar essa habilidade constantemente!

Jogos Simples

Há muitos jogos bem simples para brincar com seu bebê que podem ser bem divertidos para vocês dois e, ao mesmo tempo, ajuda-o a desenvolver as habilidades de linguagem, visuais e as de coordenação. Bebês adoram repetições, então fazer caretas, cantar músicas e rimas e esconder o rosto com as mãos podem entreter o bebê. Combine essas brincadeiras com cócegas ao final de cada ação ou verso e o bebê mal poderá se conter para esperar pelo final. Encoraje-o a imitar suas ações e sons – conseguir imitá-lo é um forte sinal do desenvolvimento da inteligência. Barulhos de animais são ótimos para esse fim, pois o bebê pode ligá-los à imagem de um livro de histórias. E não se esqueça de ler para o bebê. Desde muito cedo o bebê gostará de ouvir o ritmo da sua voz e olhar para figuras, pois cada página será uma nova experiência para ele.

Engatinhando. Por volta dos seis meses, os bebês começam a ficar de barriga para cima. Podem apoiar-se com os braços e equilibrar o peso para se esticar e pegar objetos. Tente colocar um brinquedo favorito fora do alcance dele e observe-o ir buscá-lo.

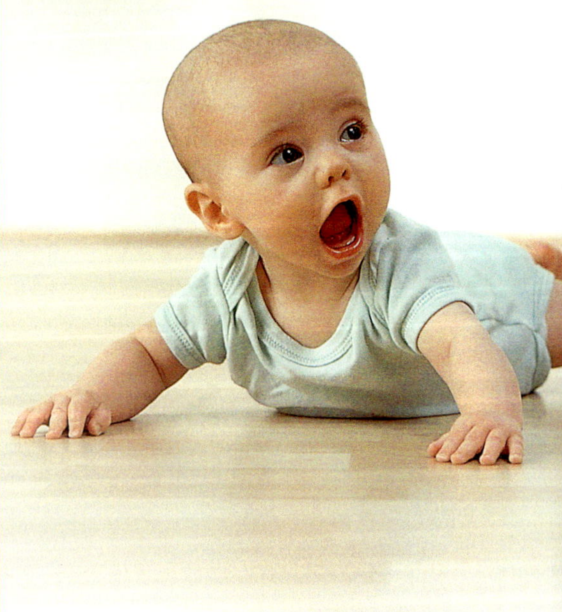

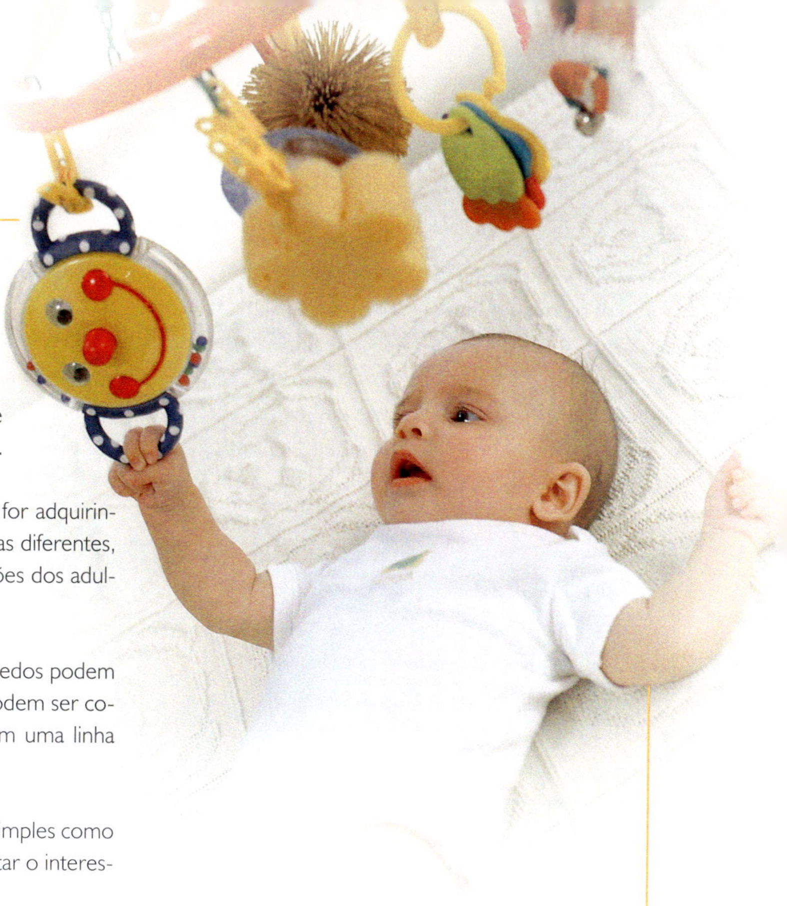

:o de brinquedos. Os bebês têm um de atenção curto, assim é preferível ter s brinquedos simples do que poucos uedos caros. Os bebês também gostam de :ar e tirar objetos de diferentes recipientes.

quedos interativos. Conforme o bebê for adquirin- ıais destreza, gostará de brincar com formas diferentes, :ar botões, erguer alavancas e imitar as ações dos adul- ɔ seu redor.

quedos de múltiplo uso. Muitos brinquedos podem ıais de um uso. Carretéis, por exemplo, podem ser co- 'os uns sobre os outros, ou amarrados em uma linha serem puxados.

a brincadeira você mesmo. Algo tão simples como edaço de pano ou uma pena pode despertar o interes- ɔ bebê, além de ensinar a ele sobre tex- ɛ flexibilidade e ampliar sua coordenação motora.

quedos de pendurar. Muitos tape- le atividades vêm com brinquedinhos urados. O bebê se sentirá atraído por e tentará pegá-los. Isso é um exercício ele ao mesmo tempo em que oferece ıulo visual.

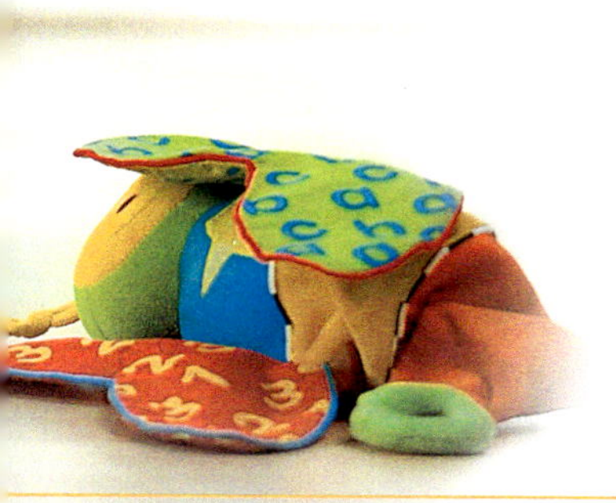

VAMOS CONVERSAR SOBRE MIMAR

A vida agitada que levamos nos dias de hoje nos leva a procurar atalhos para atender as necessidades de nossos filhos. Isso pode acontecer quando sua companheira comprar guloseimas ou pequenos brinquedos para entreter as crianças enquanto ela trabalha, ou quando você chegar em casa com um urso de pelúcia enorme por sentir-se culpado por não passar tempo suficiente com seu filho. O fato é que seu filho pode começar a ficar cada vez mais exigente e é só então que você perceberá que está mimando demais seu filho. Nessas circunstâncias fica fácil esquecer que o presente mais importante que você pode dar ao seu filho, e o que ele mais valoriza, é o seu tempo. Você e sua companheira precisam rever o que dão a seus filhos em termos de bens materiais e tempo. Entrem em um acordo sobre os limites e sejam mais rígidos de forma que pequenos presentes sejam mesmo pequenos presentes. Talvez seja preciso lidar com alguns chiliques no começo, mas valerá a pena a longo prazo. Outra boa ideia é fazer um rodízio dos próprios brinquedos das crianças, tirando alguns da vista e reintroduzindo outros depois de mais ou menos um mês.

Protegendo o Bebê

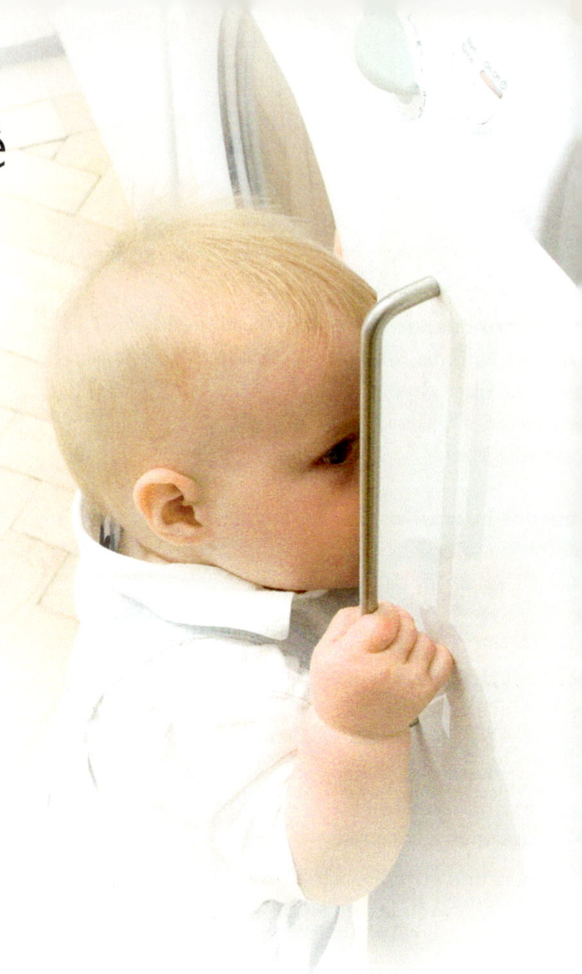

Até o bebê começar a engatinhar, segurança não será item principal na sua lista de prioridades. Mas é uma boa ideia pensar sobre as questões de segurança o quanto antes. Por exemplo, agora pode ser a hora de finalmente instalar as redes de proteção que você planejava há anos.

Quando o bebê começar a sentar, rastejar, engatinhar, ficar em pé, andar e subir nas coisas, você terá de repensar suas estratégias de segurança doméstica. Quanto mais puder prever o que melhor fazer para que a criança se torne mais ágil, porém ele precisará de constante atenção.

Uma regra geral que vale a pena lembrar, refere-se a estar atento com as reações em cadeia que podem transformar uma situação aparentemente segura em algo de perigo. Por exemplo, uma bebida quente que está no centro da mesa da cozinha pode tornar-se perigosa quando o bebê agarra a barra da toalha de mesa e puxa com força.

A História de David

Faltavam três dias para o batizado da minha filha e eu estava no sofá da sala falando ao telefone com o padre, verificando os detalhes finais da cerimônia. Minha filha tinha seis meses de idade e ainda não sabia engatinhar, mas já estava começando a rastejar. Ela dormia no sofá ao meu lado. Enquanto eu falava, ela acordou e rolou sofá abaixo batendo a cabeça no chão de madeira. Fiquei atordoado e peguei-a para ver o enorme galo que rapidamente se formou em sua testa. Felizmente, o consultório da pediatra ficava poucos minutos de casa, assim corri para lá. Na hora em que passamos pela médica, parecia que estava tudo bem com a minha filha, embora o galo ainda estivesse por lá. Ela perguntou se a bebê havia perdido a consciência ou se tinha vomitado e se eu tinha conseguido distrair o choro dela com alguma coisa que pudesse ter chamado a atenção. As respostas foram não, não e sim, respectivamente. De repente, a situação não mais parecia tão séria. Ela disse que era melhor observá-la durante a noite, mas que qualquer problema era improvável. Foi bom o galo ter aparecido – melhor do lado de fora do que dentro, disse a médica. Quando contei a minha esposa o que havia acontecido, ela aceitou bem, pois estava bem mais acostumada com os galos e as manchas roxas na vida de nossa filha. Apesar disso, ela não ficou tão feliz ao ver o famigerado acidente imortalizado nas fotografias do batizado da nossa filha.

PRECAUÇÕES GERAIS DE SEGURANÇA

- Não segure bebidas ou comidas quentes ao segurar o bebê.
- Não deixe seu bebê sozinho com outras crianças – acidentes acontecem.
- Não deixe nem mesmo o animal de estimação de sua confiança sozinho com seu bebê.
- Não deixe seu bebê sozinho em superfície alguma acima do chão.
- Não deixe seu bebê sozinho na banheira.

Não são somente os bebês que engatinham que fazem da sua casa um campo minado. Muitas crianças aprendem a se arrastar antes de engatinhar, e surpreendentemente farão isso com tanta rapidez com bem pouca prática. Isso significa que eles podem se arrastar até pés de mesas, desestabilizando-as e derrubando coisas pesadas em cima dele. Os bebês também são rápidos para puxar fios elétricos e repetidamente enfiam os dedos dentro de tomadas. É claro que é impossível manter o chão limpo com bebês por perto e eles sempre acabam encontrando justamente aquele objeto pequeno o suficiente para enfiar na boca e sufocá-lo. Restos de comida são também rapidamente levados à boca e têm bactérias suficientes para causar problemas estomacais. Pequenos objetos duros deixados no chão podem machucar as costelas do bebê que rasteja, causando muita dor. Rastejando ou engatinhando é possível que o bebê bata a cabeça em alguma parte da mobília ou se queime no abajur. Entretanto, é claro que o perigo real está quando o bebê avista o alto da escada e vai em direção a ela.

Todos os riscos que o bebê corre quando começa a se arrastar servem também para a fase de engatinhar, exceto pelo fato de engatinhar ser mais forte, mais rápido e fazer com que o bebê vá mais longe. Os bebês que engatinham necessitam de constante vigilância de um adulto até aprenderem a andar. Ao atingirem esse estágio, precisarão da vigilância constante de dois adultos.

Escolhendo um Portão adequado para Escadas

Se há escadas na sua casa, é essencial ter um portão no primeiro e no último degrau. Você tentará encontrar um que combine com a sua decoração, não conseguirá e finalmente acabará comprando o mais barato. Isso não é um problema, pois todos têm a mesma função. O problema aparece quando você tenta colocar o portão. É praticamente impossível, então se lembre de disponibilizar várias horas para esse trabalho. Se você optar pelo caminho mais "fácil" e comprar um portão que fica parado com a ajuda de molas e possui uma grade horizontal na parte inferior, lembre-se que você acabará tropeçando toda vez que passar por ele. Uma boa alternativa aos portões de metal ou de madeira são os de tecido estilo persiana que podem ser muito versáteis, mas podem ser difíceis de abrir e fechar. Boa sorte!

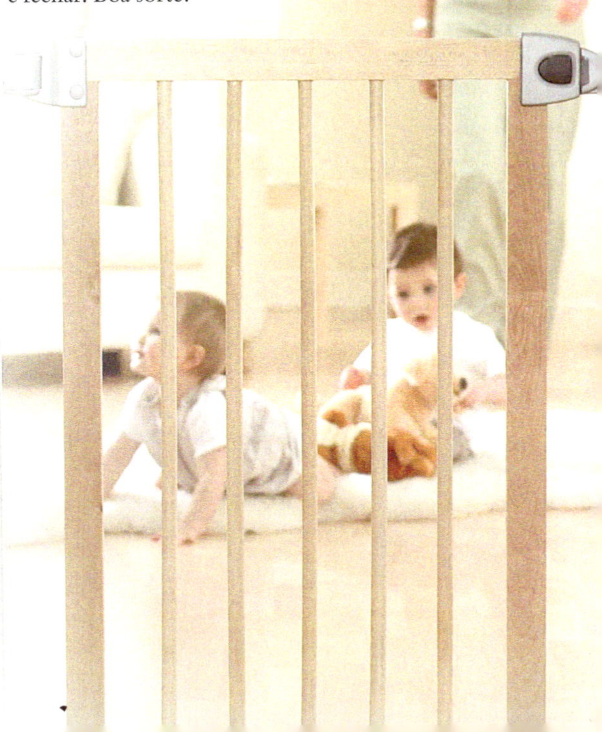

Zona de Perigo para Bebês que Engatinham

Mesas – Verifique se as mesas são estáveis e evite usar toalhas que podem ser puxadas pelo bebê.

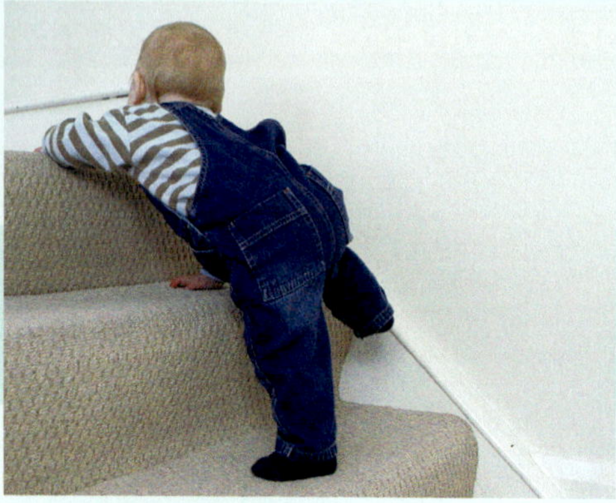

Lareiras – De preferência use um protetor que não esquente.

Piso duro – Amacie os pisos com tapetes que não sejam escorregadios. Verifique se não há pregos ou farpas no piso.

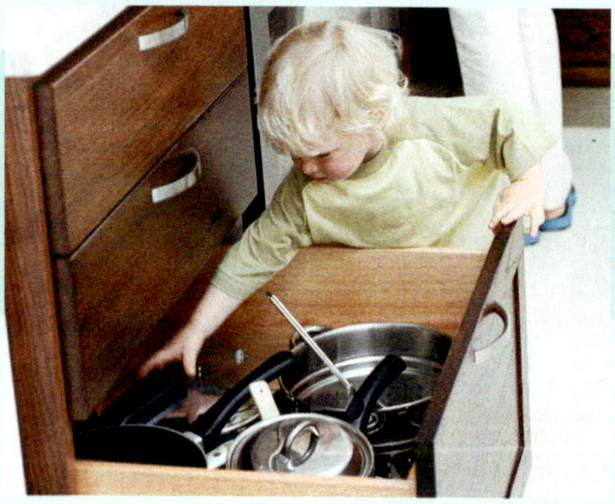

Cozinha – O ideal é manter o bebê longe da cozinha. Como precaução, verifique o que está ao alcance do bebê. Coloque travas de segurança em portas de armários e gavetas e remova os itens que oferecem perigo.

Portas – Veja onde está o bebê antes de abrir ou fechar portas. Se quiser manter a porta aberta, coloque um calço na porta para mantê-la firme no lugar.

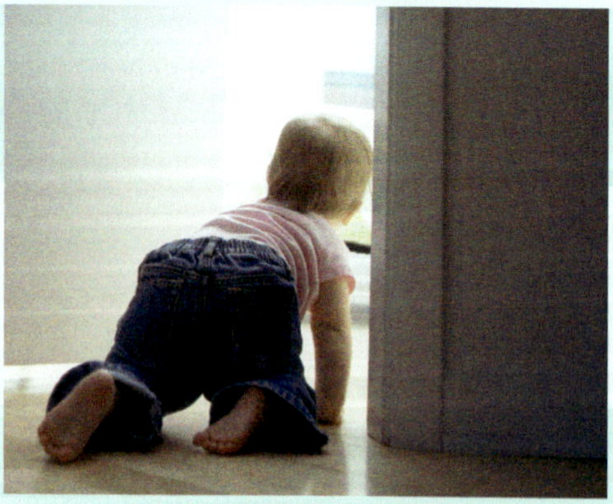

Escadas – É preciso colocar um portão para evitar que o bebê suba ou desça as escadas.

Plantas – Muitas plantas domésticas ou de jardins comuns são venenosas. Os bebês também tendem a comer a terra e empurrar os vasos.

Vasos sanitários – Mantenha os vasos sanitários limpos, a escova para limpar os vasos fora do alcance das crianças e deixe a porta do banheiro fechada.

5

Como Lidar com o Choro?

Entendendo o Choro

Antes de sua companheira ficar grávida (se é que sua memória vai tão longe), provavelmente a primeira coisa que passava pela sua cabeça quando se falava em bebês era o som do choro. Era aquele barulho infernal, que você conhecia tão bem, advindo de crianças irritantes, cujos pais – sem consideração – conspiravam para criar aqueles gritos agudos no meio do ônibus ou do metrô, em restaurantes ou lojas e naquelas adoráveis reuniões de família pelas quais você esperava ansiosamente todo ano.

Olhando para trás, talvez você deveria ter sido um pouco mais compreensivo, não é? O bebê provavelmente teve um bom motivo para chorar; talvez fosse fome, dor ou tédio. Os pais com certeza devem ter tido vontade de chorar também, pois provavelmente tentaram tudo o que lhes foi possível para acalmar o bebê. Deve ter sido doloroso para você ouvir o choro, mas, pelo menos, você tinha a opção de sair dali. Agora não pode mais.

SEM RAZÃO APARENTE?

A maioria dos bebês passa por um período de agitação todos os dias (frequentemente na mesma hora todo dia) e nada parece ajudar. Pode-se tentar tocar uma música calma, um passeio rápido ao ar livre ou uma saída de carro. Se o bebê chora inconsolavelmente de madrugada e tem entre 3 e 14 semanas de vida, ele pode estar sofrendo de cólica. Se você acha que não é cólica e nada parece "funcionar", é bom expressar suas preocupações ao médico de sua confiança.

Por que os Bebês Choram?

Um bebê normal chora um total de 01h00 a cada 24 horas, por diversos motivos, no decorrer do dia e da noite. Com frequência, os momentos de choro podem mudar, então, às vezes pode parecer que seu bebê está chorando mais do que antes, quando na verdade, ele está chorando o mesmo de sempre. Mudou apenas o padrão.

O choro é o método principal de comunicação de um bebê. Não é sua única maneira de se comunicar, pois já existem elementos da linguagem corporal e uma variedade de expressões corporais que sutilmente indicam seus sentimentos e necessidades. Mas o choro do bebê não tem nada de sutil. O choro do bebê é a maneira natural do bebê garantir que conseguirá o que precisa para sobreviver. É o bebê pedindo alguma coisa. Pode ser comida, bebida, alívio para dor, ou algo para brincar. O que com certeza ele não está fazendo é tentando aborrecer você. Ele só está fazendo o que seu corpo está dizendo ser necessário. Algumas pessoas tomarão o choro como uma tentativa do bebê "chamar a atenção". Mas de que forma o bebê pode mostrar suas necessidades, mesmo que sejam "somente" tédio ou solidão, sem chamar a atenção dos pais? Um adulto que está entediado ou solitário tentará resolver isso – por que não o bebê?

Então não há como fugir do fato de que o bebê passará uma quantidade razoável de tempo chorando todo dia. A melhor maneira de diminuir o impacto na sanidade da vida doméstica é tentando criar uma sintonia entre você e o bebê. Depois de um tempo, você será capaz de identificar os diferentes tipos de choro do bebê para situações diferentes. Por exemplo, um choro estridente significa dor, já um choro baixo, gorgolejante, provavelmente significa que o bebê está entediado. Quanto mais rápido você reconhecer o que ele está pedindo, mais rápido você pode atender as necessidades do choro.

Claro, é ainda melhor se você aprender a prever as necessidades do bebê antes do início do choro, procurando conhecer como ele reagirá a certas situações e estímulos, observando os padrões de comportamento, ou reconhecendo a linguagem corporal até o próximo choro.

A Maldição da Cólica

Já é ruim o suficiente que seu recém-nascido precisa chorar uma hora por dia. Mas e se ele tiver de chorar pelo menos 3 horas por dia, três ou mais vezes por semana, por um período de três semanas ou mais? Essa é uma definição oficial de cólica para bebês saudáveis e bem-alimentados. Essa condição misteriosa não tem causa conhecida ou cura provada, entretanto afeta entre 10 e 20 por cento dos bebês e leva os pais à distração.

Muitas teorias já foram demonstradas, mas nenhuma apontou uma única causa, e sim uma variedade de diferentes fatores que ativam e prolongam o choro diário do bebê. A definição apropriada para cólica, como apresentada nos anos 50, refere-se a períodos de irritabilidade, agitação e choro. Geralmente ocorre durante o final da tarde ou início da noite, quando todos se sentem cansados e estressados e estão se preparando para jantar ou dormir.

Se você trabalha o dia todo enquanto sua companheira cuida do bebê, é óbvio que ela precisará de uma ajuda extra nessa hora. Faça o que for possível para garantir que ela consiga dormir o máximo possível; cuide do bebê nos finais de semana para que sua companheira possa sair um pouco, certifique-se de que ela encontre amigas e familiares para conversar durante o dia, contrate uma babá para diminuir a pressão, e saia mais cedo do trabalho sempre que a situação parecer especialmente ruim.

A luz no fim do túnel é que a cólica acaba passando quando o bebê tem por volta de três meses, frequentemente de forma abrupta. Quem passa por isso, sabe que é um período bem difícil, principalmente para o bebê. Mas a cólica não tem efeitos adversos a longo prazo para o bebê e o lado positivo é que une a família. Com certeza, você conseguiu desenvolver um entendimento profundo das necessidades do bebê após ter investido tanto tempo tentando descobrir o motivo do seu descontentamento. E seu filho pode na verdade beneficiar-se em seu desenvolvimento com todo o amor extra e a atenção recebida durante esse período doloroso.

A História de Paul

Nossa filha sofre de cólica desde a primeira mamada e geralmente chora por volta de três horas por dia, no final da tarde ou início da noite. Ela acabou de completar seis meses – e nos vários livros que li, outros pais e enfermeiras especializadas em bebês disseram que esse é o momento em que o choro para repentinamente. Infelizmente, ninguém deixou isso claro para ela.

A cólica traz muita dor – estou falando da minha dor! Tentei o tratamento da voz profunda – o timbre da voz masculina para mostrar a ela que eu sou o chefe – mas isso só parece funcionar por uma fração de segundo, quando ela faz uma cara de interrogação, para então voltar a chorar com mais vontade. Ela parece conseguir encontrar o tom exato para o desconforto máximo, especialmente quando preciso acordar cedo para ir trabalhar ou estou assistindo meu programa de TV favorito. Pelo menos, até o momento, estou conseguindo manter o senso de humor.

Causas Prováveis do Choro Persistente

A cólica começa por volta de duas semanas após o nascimento, e uma variedade de causas prováveis já foram identificadas, embora nenhuma tenha sido provada. Após excluir todas as razões usuais sobre o motivo do choro de seu bebê, verifique os itens da lista que se segue para ver se algum levanta a sua suspeita. Muitas dessas condições dependem de aconselhamento médico antes do alívio dos sintomas, e é sempre uma boa ideia procurar um médico, mesmo que seja para descartar a possibilidade do choro estar tentando mostrar uma doença mais grave.

Sistema digestório imaturo. Uma teoria diz que essa parte do sistema interno do bebê ainda não está totalmente desenvolvida, o que resulta em dor abdominal. Um bebê com cólicas geralmente leva os joelhos à barriga quando chora.

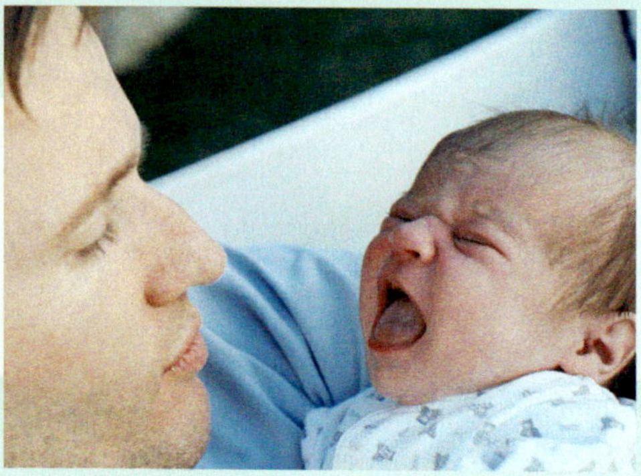

Sistema nervoso imaturo. Outra sugestão é que o sistema nervoso do bebê ainda esteja em desenvolvimento e ele não consegue lidar com os barulhos a sua volta, luzes muito fortes, e até mesmo os estresses gerais dos sons da vida doméstica ao seu redor.

Leite de vaca. Alguns bebês têm intolerância ao leite de vaca e derivados, como queijo. Isso pode afetá-los até mesmo quando mamam no peito, após o consumo feito pelas mães.

Infecções. Seu bebê pode estar com aftas, um resfriado ou otite, por exemplo, o que pode causar dor e desconforto.

Problemas pré-natais. Alguns bebês nascem com hérnias, outros com deslocamento de quadril. Os movimentos feitos na cabeça do bebê necessários no momento do parto podem levar a severas dores cranianas.

Sobrecarga de lactose. Quando o bebê não mama no peito de forma adequada, pode ter uma superalimentação. O excesso de lactose que vem do leite acaba passando pela garganta, agregando-se a fluidos e causando a fermentação da bactéria, o que leva a gases, diarreia e dores de estômago.

Estresse durante a gravidez. Pesquisas mostram que os bebês cujas mães passam por estresses e traumas durante a gravidez possuem maior probabilidade de sofrer de cólicas após o nascimento.

Parto difícil. Um parto normal complicado, por exemplo, que precisa do auxílio de fórceps, é frequentemente citado como razão para um bebê chorar mais que os outros e dormir menos. Bebês que nascem de parto cesariano em geral parecem mais relaxados, pois não foram esmagados pelo canal vaginal.

A História de John

Sempre achei que cantar era uma maneira especial de acalmar meus filhos, especialmente quando acordam chorando ou não consigo colocá-los para dormir. Na verdade, não conheço nenhuma canção de ninar oficial, assim tive de buscar nas minhas lembranças de infância os hinos e as canções infantis para cantar ao meu primeiro filho. "Nana Nenê" era a única canção que eu conseguia lembrar bem da letra, mas isso não era problema, pois os bebês adoram repetições – ouvir algo que reconhecem faz com que o bebê se sinta seguro. Com frequência, bastava meu filho ouvir a primeira palavra da música que já se acalmava. Era como se eu tivesse uma senha que ele precisava ouvir para que conseguisse relaxar novamente e voltasse a dormir.

Consolando o Bebê que Chora

É importante responder ao choro do bebê dentro de poucos minutos. Quanto mais deixar o bebê chorar, mais nervoso ele ficará, fazendo com que fique cada vez mais difícil interpretar a fonte original da ansiedade dele. Há muitas razões para que um bebê sinta necessidade de chorar, assim como acontece conosco ao experienciarmos uma grande variedade de sentimentos e estímulos que nos levam a nos comportar da forma como nos comportamos.

Bebês cujos choros são ignorados parecem não responder a estímulos conforme amadurecem. Agir quando o bebê chora não significa mimar o bebê, mas sim comunicar a ele sobre a importância de atender suas necessidades.

Controlando suas Emoções

Essa é a parte difícil. Como você se mantém tranquilo quando tudo ao seu redor parece estar desmoronando? Sua companheira está exausta e chorosa depois de um dia longo e difícil de cuidados com o bebê. Você está quase dormindo em pé por conta da noite anterior mal dormida e o dia no escritório não foi nada fácil também. Nesse momento, você tenta colocar o bebê para dormir, mas ele parece não concordar. Você anda com ele para lá e para cá, cantando para ele, mas toda vez que parece que ele vai cochilar, e você tenta colocá-lo no berço, ele acorda e começa a chorar de novo. Você começa a achar que cle está tentando deliberadamente irritar você – e está conseguindo. É claro que seu filho não está tentando dificultar a sua vida conscientemente, provavelmente o que ele quer é somente uma ajuda para conseguir dormir. E lá no fundo você sabe bem disso, mas no momento nada disso interessa.

Não há como fugir do fato de que o comportamento do bebê deixará você e sua companheira bem nervosos às vezes. Isso é natural e não há vergonha em sentir-se assim, ou ter sentimentos violentos, contanto que você saiba controlar suas emoções e direcionar a sua raiva para longe do bebê.

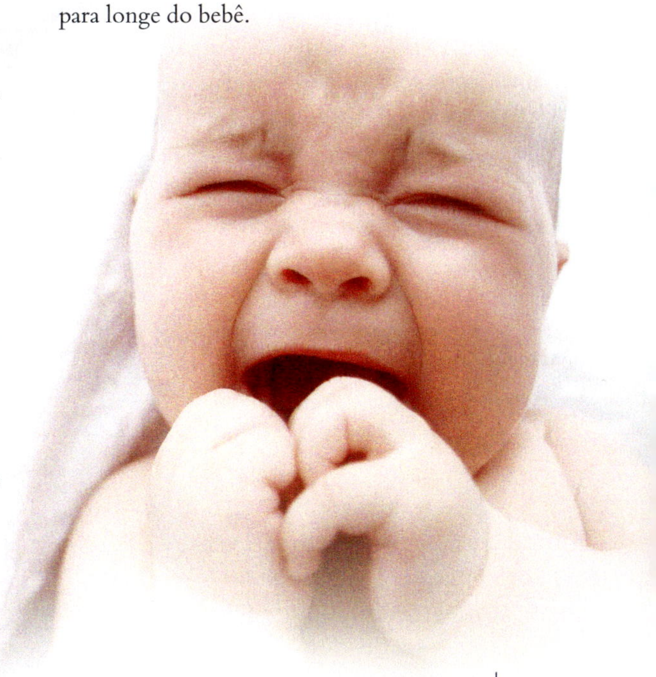

A primeira coisa a ser feita é admitir sua raiva, pois só assim você pode lidar com isso de forma construtiva. Após entender o que especificamente ativa essa reação de raiva, e quando é mais provável de acontecer, você pode desenvolver estratégias para lidar com isso e colocá-las em ação.

Essencialmente, quando você se confrontar com uma situação provocativa, é preciso encontrar meios físicos e mentais de relaxar essa tensão crescente dentro de você antes que cause uma explosão. O ideal é que se pense sobre esses mecanismos antecipadamente, para que você possa desviar para um foco físico e mental completamente diferente assim que sentir necessidade. Por exemplo, antes de colocar o bebê para dormir, tenha em mente um assunto que está incomodando você que seja completamente desvinculado dessa parte da sua vida, um assunto para o qual você possa desviar o pensamento e esquecer do som do choro. Outra alternativa é pensar na sua música favorita e cantá-la – bem alto na sua cabeça – e fique com ela na cabeça na hora em que a coisa fique feia.

Para aliviar a tensão física, uma sugestão seria socar uma almofada, ou sair do quarto em que o bebê está e fazer alguns exercícios ou ainda simplesmente sair de perto por alguns minutos.

Você pode tentar algumas técnicas de relaxamento. Por exemplo, fique em pé na posição ereta e respire profundamente. Expire longamente até sentir não haver mais ar dentro de você. Deixe os ombros cair lentamente conforme o ar for sendo expirado. Depois, sem inspirar, expire novamente, e deixe os ombros caírem ainda mais, até sentir os pulmões totalmente vazios. Repita esse exercício algumas vezes até sentir a tensão indo embora da parte superior do seu corpo.

A chave do controle das emoções está em limpar a mente após cada evento estressante. Se você cultivar a raiva, da próxima que tiver de lidar com uma situação de dificuldade, seu nível de estresse já estará perigosamente alto. Portanto, se o bebê acordar durante a noite toda, planeje algo que sabe que aliviará a pressão após cada visita ao quarto do bebê. Após uma dessas visitas ao quarto do bebê, faça a sua refeição noturna, que deveria estar pronta imediatamente após, pois assim você não corre o risco de ter de abandonar o jantar para acudir o bebê novamente

DICA DE OURO
Veja o Lado Engraçado

A chave para o controle das emoções está em ser capaz de desviar o pensamento para algo completamente diferente antes de perder o controle. Seu senso de humor pode providenciar a cura instantânea para situações difíceis.

Conte uma piada a si mesmo. Sempre tenha em mente sua piada predileta ou uma cena engraçada de um filme, ou a coisa mais hilária que já tenha acontecido com você capaz de alterar completamente o seu humor para que possa sintonizar nisso quando a situação ficar difícil.

Faça uma careta engraçada. É claro que você sabe que o bebê não é seu inimigo, mas quando o comportamento dele consegue realmente irritar você, procure imaginar-se na escola fazendo caretas engraçadas para ela. Esse é um pequeno momento de diversão capaz de quebrar a tensão, além de ser surpreendentemente terapêutico – quem sabe o truque pode até tirar uma risadinha do seu bebê!

6

Problemas para Dormir

O Bebê e a Cama

A vida costumava ser tão diferente. Antes da época das fraldas e mamadeiras, você conseguia muito bem planejar uma soneca. Podia ficar acordado até mais tarde, pois sabia que poderia recuperar o sono na noite seguinte. E, é claro, você se dava ao luxo de ficar mais tempo na cama aos sábados e domingos, tomando o café da manhã, assistindo televisão, ou apenas cochilando. Será que foi tudo um sonho?

Agora dormir é um produto valioso e você negocia horas de sono com sua companheira na vã esperança de dormir o suficiente para funcionar como um ser humano normal. Você cai no sono na menor oportunidade, nas posições mais estranhas, que até mesmo sentado no vaso sanitário passa a ser uma oportunidade de dormir um pouquinho – até ser acordado por sua companheira batendo na porta, acusando-o de "estar se escondendo".

Não tema! Essa situação deve melhorar após os primeiros três meses, quando seu bebê se acostumar com a rotina. E até lá sua falta de sono pode ser útil para iniciar uma conversa com outros papais e mamães de primeira viagem.

SÍNDROME DA MORTE SÚBITA

Também conhecida como morte no berço, essa síndrome é o pesadelo de qualquer pai, mas pesquisas recentes fornecem melhor entendimento dos riscos e apresentam medidas preventivas.

O mais importante é que o bebê deve ser colocado para dormir de barriga para cima, com os pés ao pé do berço. Outro risco importante refere-se ao uso do cigarro – tanto antes como após a gravidez. A exposição à fumaça do cigarro dobra o risco do bebê morrer por conta da síndrome. Não permita que fumem no mesmo quarto em que o bebê está e não queime incenso no quarto do bebê. Mantenha o quarto suficientemente aquecido – entre 16 e 20° C – e use vários cobertores leves em vez de um pesado. Evite isolantes como rolinhos de almofada, pele de carneiro e edredons. Não cubra a cabeça do bebê ou coloque travesseiro no berço.

Escolhendo uma Cama para o Bebê

Até que a rotina noturna se regularize, o bebê pode fazer companhia a você durante a noite, assim a primeira cama poderia ser um Moisés. Certifique-se de que ele seja forte, com base ampla e que não haja pontas duras, além de ter um colchão firme que mantenha as extremidades presas.

Se desejar comprar um berço, não opte pelos usados, pois você não conhece o histórico dele. Escolha um em que o espaço entre as grades laterais não ultrapasse 8 centímetros de largura e que tenha um colchão firme e compatível com a extensão do berço. Outras características importantes são as duas alturas laterais, as juntas e os mecanismos bem montados, além de um design simples e prático. Evite os que têm muitos cortes. Se você ganhou um berço, será preciso comprar um novo colchão. Ele dever ser firme, com cobertura plástica e reforços nos cantos e laterais. Se for um colchão de espumas, deve ter uma densidade alta – por volta de 24 quilos por metro cúbico – com ventilação na parte superior e no meio. Se for um colchão de molas, procure um que tenha no mínimo 150 espirais.

Ajudando com a Mamada Noturna

A princípio pode parecer que um dos grandes benefícios da amamentação natural é que só pode ser feita pela mulher, isentando assim o homem de qualquer obrigação com a amamentação noturna. Mas quantas mulheres permitirão que seu companheiro se isente de qualquer responsabilidade com o bebê quando as luzes se apagam? E isso também deixaria você de fora de uma valiosa oportunidade de criar vínculos com seu filho.

Mesmo se seu bebê mame somente no peito, você ainda pode ajudar muito simplesmente levantando primeiro e pegando o bebê quando ele começar a chorar. Você pode fazer carinho nele, dizendo algumas palavras de conforto enquanto sua companheira se ajeita para amamentar.

Se sua companheira amamenta na cama, mantenha um abajur aceso ao lado dela para que ela possa ler para ajudar o tempo passar, mas deixe a luz mais baixa para não incomodar o bebê. Veja se ela tem tudo que precisa para ficar confortável, bem como o kit de troca de fraldas e outros itens essenciais ao bebê – embora seja óbvio que a responsabilidade da troca da fralda pode ser sua durante a noite. Amamentar dá muita sede, portanto deixe sempre bastante água por perto e veja se ela não quer beber um pouco antes de começar. Ela tem algo para ler? Procure suas revistas prediletas ao fazer compras para mantê-la abastecida.

Depois de seis semanas de amamentação no peito, os vínculos entre a mãe e o bebê já estarão totalmente estabelecidos e você pode passar a dar uma mamadeira de vez em quando, incluindo uma mamada noturna. Se o seu bebê só mama na mamadeira, então realmente não há desculpas para evitar o turno da noite. Mesmo que sua companheira decida que é ela quem dará a maioria das mamadas, você ainda pode ajudar preparando a mamadeira de antemão e aquecendo-a quando necessário.

Maximizando o seu Sono

O bebê precisará dormir no seu quarto por pelo menos seis semanas após o parto, para que você possa atender prontamente ao choro, garantindo a ele que não está inseguro e abandonado. Inevitavelmente, você terá de acordar à noite para confortá-lo, mas você pode não ter negociado os outros barulhos que ele faz ao dormir, como suspiros, tosses, respiração pesada e gritinhos ocasionais, que também podem interromper seu sono. Há também os barulhos da sucção que ocorrem durante as mamadas noturnas que podem parecer grandemente amplificados feitos no meio do silêncio da noite quando você já está irritado e com dificuldades de voltar a dormir.

As chances são que sua companheira vá esforçar-se ao máximo para atender as necessidades do bebê, e não importa quão exausta esteja, ela ainda tentará fazer as outras tarefas domésticas também. Faça tudo o que puder para encorajá-la a tirar sonecas durante o dia quando o bebê dormir, ou quando for a sua vez de cuidar dele. Se ela disser que não está cansada, sugira que deite na cama e feche os olhos – se ela não dormir, é porque não está cansada.

Essas sonecas são importantes não apenas para o bem dela, mas também significam que

Colocando o Bebê para Dormir

1. Afaste o bebê do seu corpo gentilmente. Em uma posição de aconchego, delicadamente afaste os braços de forma que um forneça apoio à cabeça e ao pescoço do bebê, enquanto o outro apoia as nádegas. Mova-o devagar e coloque-o sobre uma superfície macia.

2. Curve-se. Vire o corpo dele para alinhá-lo com o seu. Aproxime-se do trocador ou colchão e vá abaixando, colocando primeiro as nádegas do bebê.

3. Tire suas mãos. Após o corpo dele ter entrado em contato com a superfície, gentilmente tire as mãos de apoio debaixo das nádegas e depois a da parte superior. Certificando-se sempre de manter a cabeça bem apoiada até ficar confortável na superfície, sem o apoio da sua mão.

DIVIDINDO A CAMA COM O BEBÊ

Ainda não se tem uma posição específica sobre o fato do bebê dormir na cama com os pais. Algumas vantagens foram apresentadas, como o bebê sentir-se mais confiante e seguro e a família formar um vínculo mais forte como um todo. Mas há também perigos claros se você decidir dividir a cama com o bebê.

- Não o faça se estiver extremamente cansado, ou tenha ingerido bebida alcoólica ou consumido medicação a ponto de não conseguir acordar facilmente.
- Não coloque o bebê debaixo de uma colcha pesada, na qual ele pode ser sufocado.
- Não coloque o bebê em cima de tecidos leves em que ele pode escorregar para dentro e sufocar.
- Sua companheira deve tentar amamentar em uma posição em que ela não pegue no sono em cima do bebê.

ela estará bem para dar conta das mamadas noturnas, o que alivia a pressão sobre você. Isso pode parecer egoísta, mas na verdade trata-se de trabalho em equipe.

Dormindo a Noite Toda

Para a maioria dos bebês, dormir a noite toda significa uma esticada de cinco horas. A maioria dos bebês não começa a estabelecer esse tipo de padrão regular de sono até atingir três ou quatro meses, e alguns bem mais tarde. Entretanto, a mamadeira pode começar a prolongar o sono do bebê mais cedo.

Sendo assim, é importante começar a organizar uma rotina noturna, que dure no máximo de 45 minutos a uma hora nas primeiras semanas. Isso vai gradualmente ajudando o bebê a reconhecer as várias dicas de que chegou a hora de dormir. Algumas coisas a serem tentadas são dar um banho para acalmá-lo e colocar roupas diferentes para dormir. Amamente-o com pouca luz, em um lugar quieto e acaricie-o. Se conseguir, saia do quarto para que ele durma sozinho, mas não espere que funcione sempre!

Se o bebê acordar chorando no meio da noite, é porque provavelmente precisa de algo (ver página 60), embora alguns pais acreditem que se aparecerem sempre quando o bebê chorar à noite, ele nunca aprenderá a dormir a noite toda. Ao entrar no quarto do bebê, tente descobrir qual é o problema sem pegá-lo no colo e sem acender a luz. Dê palmadinhas leves delicadamente e converse com ele bem baixinho antes de sair do quarto na ponta dos pés.

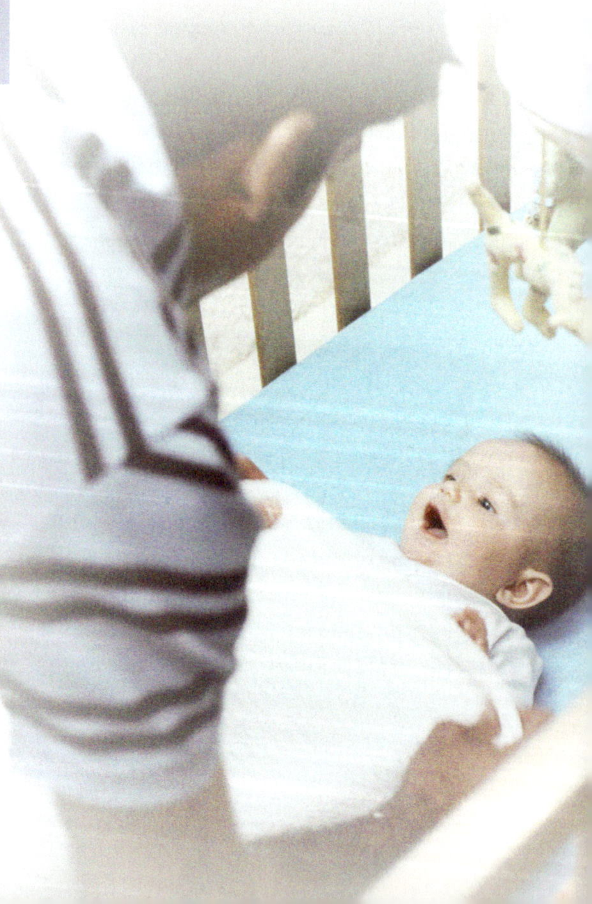

7

Hora de Passear

Levando o Bebê para Passear

Nunca é cedo demais para começar a passear com o bebê, contanto que algumas precauções sejam tomadas. É uma boa ideia evitar multidões e horários de pico, pois você pode levar tropeções e cotoveladas, e também procure evitar contato com pessoas que possam estar doentes.

O bebê não tem de atingir uma idade especial para poder sair, se você estiver preparado e seu bebê vestido adequadamente, então não há problemas. O bebê pequeno não consegue regular completamente a temperatura corporal, portanto, sempre coloque uma peça de roupa além da que você estaria vestindo no mesmo ambiente, e verifique com frequência se o bebê não está com frio ou com calor.

É melhor não economizar na hora de comprar as bolsas para levar o bebê para passear, pois materiais de alta qualidade devem facilitar muito a sua vida ao transportar o bebê, e ainda podem servir para o próximo bebê. Comprar itens usados como cadeirinhas de carro pode ser um risco no que se refere à segurança da criança, embora amigos e familiares sejam uma boa fonte se você conhecer o histórico dos itens e, é claro, confie no seu julgamento!

Há sempre novos produtos e designs lançados no mercado, então assim que decidir que sabe o que você precisa, faça uma pesquisa completa e procure os conselhos de um especialista em lojas de varejo bem como outros pais antes de fazer a compra.

Carrinhos e Cangurus

Esses itens capacitam você a manter o bebê por perto, porém com as mãos livres. Os carrinhos são vendidos de acordo com a idade ou peso e a maioria permite que você segure seu bebê no seu peito ou leve-o no carrinho olhando para você. Certifique-se de que seja confortável para você e seguro para o bebê. Cangurus devem ter tiras largas e ombros acolchoados para ajudar a distribuir o peso do bebê de forma igual, deve haver também um acolchoado firme para a cabeça e o pescoço do bebê. Veja a tabela que explica como usar um canguru. Cangurus para bebês maiores são basicamente mochilas com uma abertura na parte superior, especialmente desenhadas para incluir um assento dentro de uma moldura. O bebê pode sentar-se no alto, observando o mundo de um ângulo privilegiado. Isso facilita um passeio no campo, pois você não precisa mais se preocupar com os obstáculos que um carrinho enfrentaria. Os cangurus são confortáveis e auxiliam a parte superior do seu corpo, pois alguns conseguem

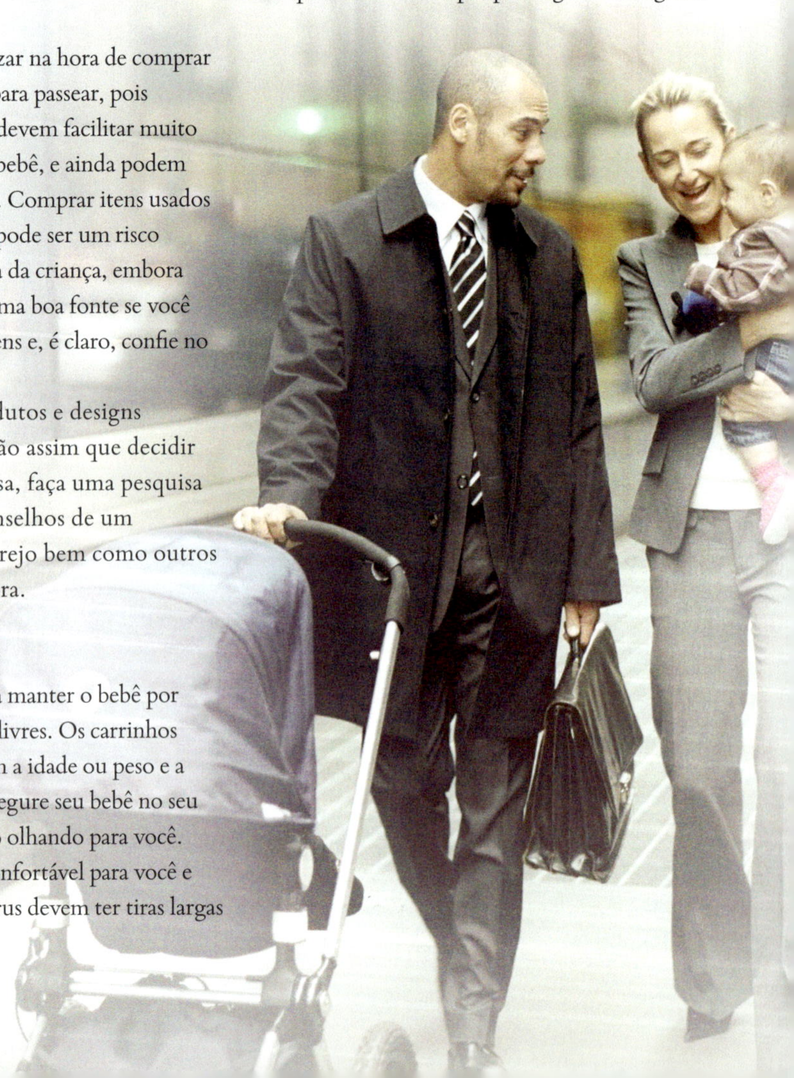

Colocando um Canguru

Siga as instruções do fabricante para prender as tiras e as fivelas. Quando você se sentir confortável e o canguru estiver seguro, pegue o bebê. Sente-se confortavelmente em uma cadeira e abra o canguru. Segure o bebê por baixo das axilas e erga-o lentamente em direção ao canguru. Quando o bebê estiver sentado confortavelmente, veja se o peso do bebê está apoiado de forma igual e ajuste as tiras de acordo. Quando for tirar o bebê do canguru, faça-o em um lugar seguro. Como foi feito antes, sente-se em uma cadeira, afrouxe as tiras e depois se incline para frente para tirar o bebê. Deite-o no berço ou no trocador e depois tire o canguru.

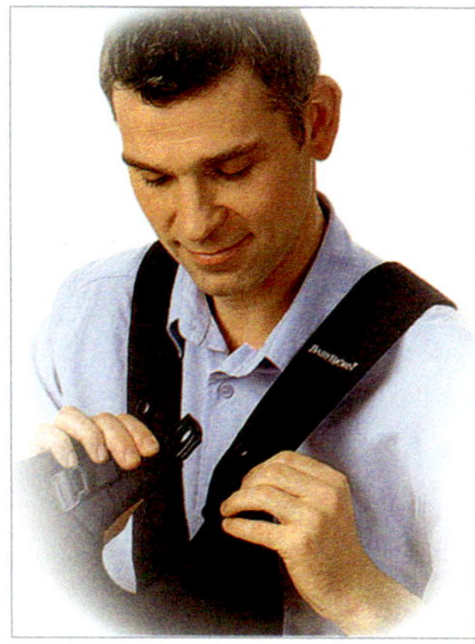

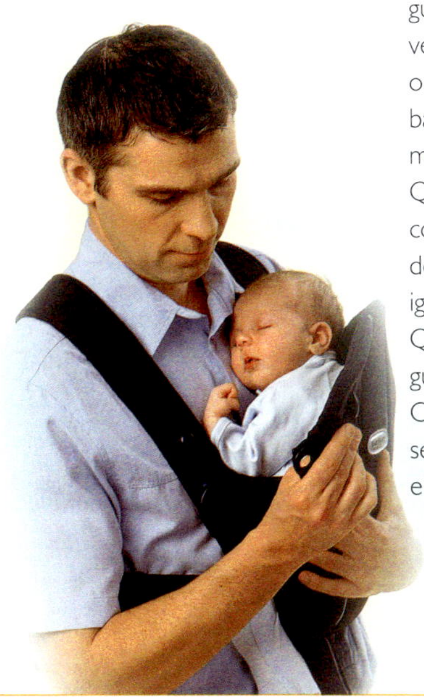

acomodar crianças de até 22 quilos, porém deve-se comprar um de boa qualidade. Veja se tem um protetor contra o sol para que o bebê não sofra de superexposição. Um espelho que possa ser controlado pelas mãos pode ser usado para verificar o que o bebê está fazendo.

Escolhendo um Carrinho

O carrinho será uma das compras mais importantes feitas por você e sua companheira, pois será algo que acompanhará vocês no futuro próximo. Assim, escolha um que se adeque a sua forma física e ao estilo de vida, bem como às necessidades do seu bebê.

A primeira coisa a verificar é se o bebê consegue ficar confortável no carrinho. Isso é um ponto muito importante, pois sentar-se de forma inadequada por muito tempo pode danificar o desenvolvimento da coluna.

O seu conforto também precisa ser levado em consideração, portanto a altura e a posição da alça em que você empurrará o carrinho são importantes, bem como o peso e mobilidade. Se você mora em uma região com muitas lombadas e ladeiras, é melhor comprar um que tenha pneus de borracha em vez de sólidos, embora seja também preciso investir em um kit de troca de pneus. Verifique se o carrinho é fácil de montar e desmontar, especialmente se planeja usá-lo em meios de transporte públicos. Será que ele cabe no porta-malas do seu carro, ou passa pela porta da frente da sua casa? Onde você vai guardá-lo quando não estiver em uso? É importante pesquisar antes de comprar, pedir demonstrações e colocar a mão na massa para sentir como cada carrinho funciona.

Cadeira do Carro

Será preciso comprar várias cadeirinhas de carro nos primeiros anos da vida do bebê, e a escolha correta é vital do ponto de vista da segurança.

Há padrões legais que todos os fabricantes devem seguir, então a parte difícil é encontrar uma cadeira que melhor se adeque ao seu carro. Tem de servir certinho no assento do carro, com o mínimo de movimentos laterais, porém ser fácil de erguer e de retirar. Assim como na escolha do carrinho, uma demonstração sempre ajuda e algumas lojas, na verdade, encaixarão a cadeira para você.

Se o bebê nasceu no hospital, será preciso uma cadeirinha para levá-lo para casa. A primeira compra deve ser uma cadeirinha portátil em que o bebê fique fixo olhando para o assento do carro, do tipo bebê-conforto; ela deve ser removível e pode ser acoplada no carrinho, podendo ser também usada como cadeira ou balanço. Bebês devem andar no carro com o corpo virado para o assento até por volta de 9 a 12 meses pelo menos. Cadeirinhas de bebê devem ser colocadas no assento de trás, mas sempre que usá-la, certifique-se de que não há air-bag instalado, pois esse equipamento pode sufocar o bebê se ativado.

Um bebê menor não deve passar muito tempo dormindo de mau jeito na sua primeira viagem, mas a cadeirinha do carro é ótima para sonecas depois do almoço, ou para levar o bebê a um restaurante e voltar logo para casa antes que ele acorde!

Quando o bebê tiver por volta dos nove meses, será preciso uma nova cadeirinha. Ela ficará no banco de trás, mas com o bebê virado para frente e será usada até por volta de 4 anos. A melhor maneira de saber se está na hora de comprar uma nova cadeirinha é comparando o peso do bebê com o da instrução do fabricante.

Alimentando o Bebê em Movimento

Um dos muitos benefícios da amamentação é que fica bem mais fácil alimentar o bebê quando se está no carro, comparado ao equipamento extra, necessário quando se dá mamadeira. O leite da sua companheira já está pronto e sempre na temperatura certa. E o conforto do carinho da mãe pode reduzir o estresse do bebê de ser levado a lugares diferentes. Frequentemente o bebê dormirá o caminho todo, então tente sair na hora em que ele costuma tirar suas sonecas e aproveite o passeio ao máximo.

Kit Essencial de Passeio

- Trocador, fraldas e saquinhos para colocar as fraldas sujas.
- Lenços umedecidos.
- Filtro solar para tempo quente.
- Lata de leite, caso o bebê não mame no peito.
- Mamadeira de água ou de suco (para bebês mais velhos).
- Papinha, pratinho e talheres e um babador (caso use).
- Troca de roupas.
- Chapéu. No verão, um com abas largas para proteger contra o sol; no inverno para manter o bebê aquecido.

VAMOS CONVERSAR | ADMINISTRAR OS PASSEIOS

Quando vem o final de semana, você e sua companheira têm muitas coisas para resolver em apenas dois dias, além de terem vontade de levar o bebê para passear – e ainda encontrar um tempo para relaxarem juntos. Então, fica fácil cair na armadilha de querer fazer demais em pouco tempo. Bebês e crianças pequenas podem rapidamente ficar superestimulados e um dia cheio de visitas, compras e passeios de carro será cansativo para todos vocês. Tudo parece importante, ou super divertido, mas reserve alguns minutos para se sentar e rever os seus planos. Conte por cima quantas vezes você terá de entrar e sair do carro, por exemplo, quantas pessoas você terá de encontrar e quantos lugares você terá de visitar. O que parecia perfeitamente administrável no começo, agora parece uma árdua maratona.

8

Meu Bebê mais Velho

Bebês de 1 a 3 Anos
O Começo de um Novo Jogo

Geralmente é após um ano que você sente ter entrado no espírito da brincadeira de cuidar do bebê. Já domina a arte da troca de fraldas e alimentação, sente um vínculo sólido com o bebê, o relacionamento com sua companheira está melhor do que nunca e você até já aprendeu a lidar com a nova rotina noturna. Bem na hora em que você começa a se contentar com tudo isso, o jogo muda.

De repente, o bebê cresceu. Você já ficou maravilhado com os primeiros passinhos dele, suas novas expressões faciais e suas tentativas de usar a linguagem, agora esses vários, aparentemente desconectados, aspectos do desenvolvimento, parecem ter unido forças para criar uma pequena bola de energia que parece não parar de pular, é um jogo totalmente novo.

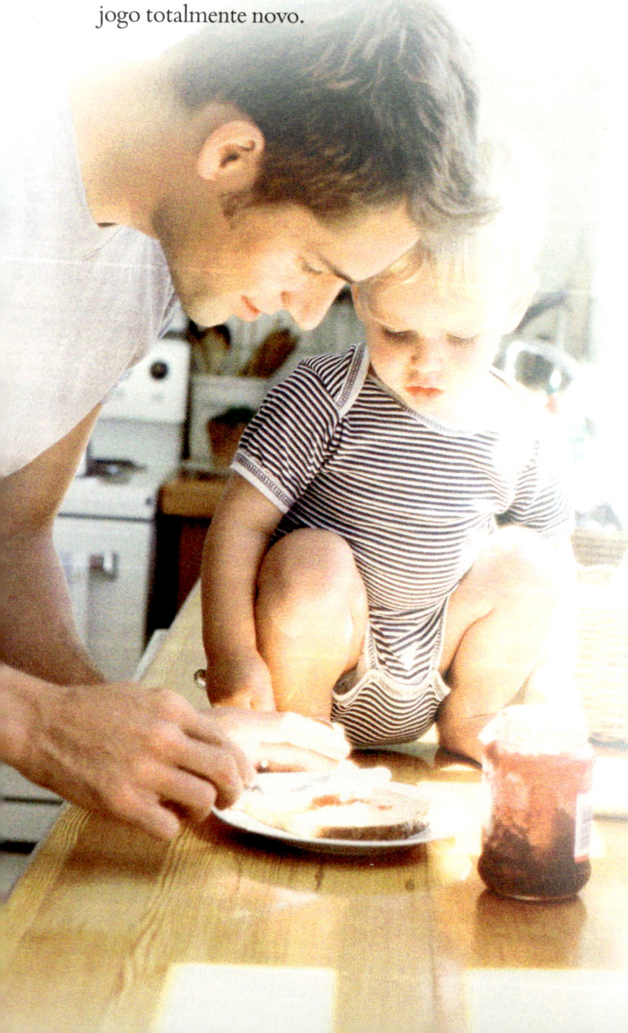

É claro que alguns papais podem ver a coisa de um ângulo diferente. O primeiro ano pode ser uma experiência difícil e o pai pode sentir que nunca realmente pegou o jeito da coisa ou criou um vínculo muito forte com o filho. O advento do crescimento pode ser uma grande mudança no sentido de finalmente ver seu filho como um pequeno indivíduo com personalidade própria (geralmente uma personalidade forte!). Finalmente, é possível começar a construção de um relacionamento, e o papai começa a passar por uma experiência de verdadeiro prazer.

De qualquer forma, esse período representa um momento decisivo para os papais. O bebê mais velho pode fazer todo tipo de coisa que um bebê menor jamais conseguiria, como andar, falar, subir nas coisas e dizer "não". Ele também terá habilidades rudimentares necessárias para jogar futebol, o que abre um novo leque de opções relacionadas ao jogo de bola que estavam adormecidas até então, incluindo a diversão de se assistir a um jogo de futebol, mesmo que por um período curto. Essa é também, uma fase em que mesmo as meninas podem ser apresentadas ao mundo do futebol para correrem atrás da bola pelo quintal, antes que as mamães ensinem para elas a frase "Papai, isso não é divertido".

Assim, há muito mais diversão conforme o bebê vai se tornando uma criancinha e os papais podem sentir-se realizados se souberem aproveitar as oportunidades de envolverem-se na vida de seus filhos. É claro que há muitos novos desafios. Nos níveis mais básicos, uma revisão nos itens de segurança da sua casa deverá ser feita para atender essa criança mais ativa, mais capaz, mais curiosa. Mas, assim como o desenvolvimento físico, há também desafiadoras mudanças emocionais que o bebê vivenciará nesses anos que estão por vir, conforme sua personalidade for sendo moldada. Ele estará em constante aprendizagem e com frequência se sentirá cansado e mal-humorado e bem provavelmente nunca irá querer dormir – a menos que, obviamente, seja em um momento totalmente inoportuno para você. É nesse momento que alguns pais sentem ter criado um monstro e esperam poder sobreviver pelo menos até a criança entrar na escola.

Na verdade, não é só a mudança de bebê para criancinha, mas a série de mudanças que essa fase envolve e transforma esse período em um desafio para os pais. Há sempre um assunto a ser tratado ou um hábito a ser quebrado, seja sobre a hora de tirar as fraldas ou organizar a rotina noturna. E então, meses depois de você achar que havia resolvido o problema, ele volta a aparecer.

Mas, apesar de todas essas batalhas, é nessa fase que você se apaixona desesperadamente pelo seu bebê. A cada novo estágio do desenvolvimento dele, você pensa como é maravilhoso ver o bebê crescer e tem certeza de que nunca ficará melhor. Então seu filho muda novamente e você se acostuma e pensa que esse é o melhor momento. Aí ele muda de novo e assim por diante. A única tristeza real é que cada nova era sinaliza o fim da anterior e você começará a perceber que seu bebê está crescendo muito rápido – o que é mais uma razão para curtir o momento enquanto ele durar.

VAMOS CONVERSAR | SOBRE FINAIS DE SEMANA

Os sábados podem tornar-se um pesadelo. Você costumava pensar que passar um dia inteiro com sua família seria uma felicidade total. Mas enquanto você se sente feliz de estar em casa com seu filho, sua companheira subiu pelas paredes a semana inteira e agora você está bagunçando a casa e destruindo a rotina. Há apenas duas soluções e as duas envolvem passar um tempo de qualidade e exclusivo com seu filho: ou você sai com seu filho, ou sua companheira sai para espairecer. Na verdade, há uma terceira opção: primeiro sai você e depois sai ela quando você voltar. Se você sair com o bebê e ela ficar em casa, ela acabará cuidando da casa em vez de relaxar. Isso pode ser frustrante para você. Mas, se ela fizer isso, e depois tiver uma chance de sair com os amigos, ou fazer algum curso, ou ainda ir às compras, será mais provável que consiga relaxar e você conseguirá aproveitar o final de semana com a família. Portanto, a iniciativa cabe a você.

A História de Pete

Deve ser bem difícil passar de bebê à criancinha. Há muita diversão e por isso espera-se muito deles. Por serem tão bons em copiar a gente, e até em se vestir como nós, começamos a vê-los como mini-adultos. Senti-me tão frustrado na maioria das vezes em que vi meu filho como uma mini-versão de mim, mas ao mesmo tempo eu não conseguia fazê-lo entender coisas que pareciam tão simples. E quando ele estava cansado ou frustrado, e caía no choro, ele ainda era um bebê e eu tinha de desistir das minhas expectativas de adulto sobre ele e ir conforme a maré.

Atendendo as Necessidades do Bebê Mais Velho

Essa fase é bastante complexa, mas há três áreas essenciais que exigem uma atenção especial sua no que se refere a capacitar seu filho ao êxito: necessidades nutricionais, emocionais e recreacionais. É claro que seu filho não tem uma cópia dessa lista, sendo assim, pode ser extremamente difícil garantir que ela atenda às exigências cotidianamente. Ao passo que é bom ter um manual, por exemplo, sobre o que se deve comer diariamente, é bom também ser realista e ver o quadro de forma mais ampla, contanto que não se perca de vista as necessidades essenciais para que sejam atendidas dentro de um período de tempo, assim pelo menos, você está no caminho certo.

Necessidades Nutricionais

Combinar a boa nutrição com hábitos saudáveis de alimentação durante a primeira infância ajudará a formar as bases para uma boa saúde futura. Uma dieta balanceada garante nutrição e energia suficientes para o crescimento, ao mesmo tempo em que protege contra doenças e promove o desenvolvimento mental.

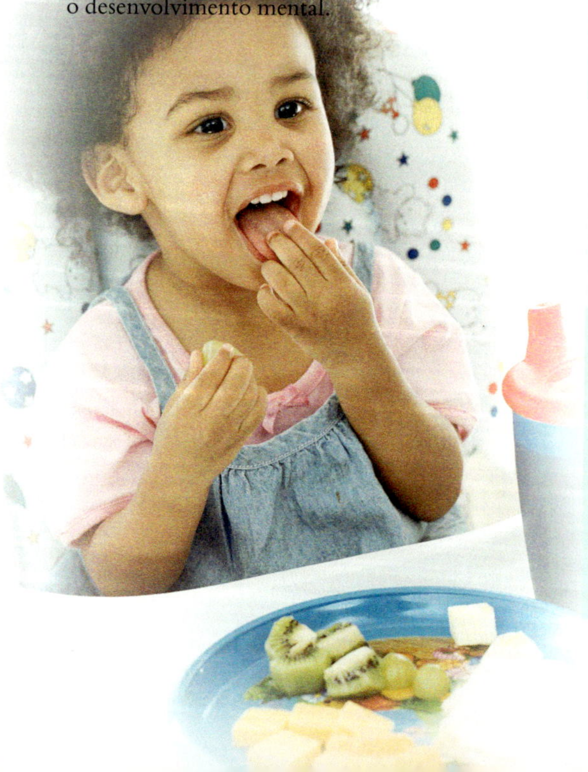

Os Cinco Principais Grupos Alimentares

Se seu filho come regularmente alguns dos itens desses cinco grupos, é provável que esteja obtendo todos os nutrientes (proteínas, carboidratos, gorduras, vitaminas e sais minerais) que necessita para uma boa saúde.

Carne vermelha e alternativas. Procure oferecer um tipo de carne, peixe ou ovo diariamente, ou duas de origem vegetal como ervilha ou feijão.

Derivados do leite. Ofereça pelo menos 350 ml de leite integral ou duas porções de queijo ou iogurte.

Frutas e vegetais. Dê pelo menos cinco porções frescas, enlatadas ou congeladas de frutas e legumes. Suco de fruto conta como uma porção, mesmo se você oferecer mais de uma vez ao dia.

Grão e amidos. Prepare pelo menos uma porção de pão, milho, arroz, cereal ou amido em cada refeição. Evite grãos muito duros.

Gorduras e açúcares. Uma dieta balanceada contém quantias suficientes desse grupo. Açúcar refinado e processado deve ser evitado.

Mas uma dieta balanceada para crianças não é a mesma coisa que uma dieta balanceada para adultos. As crianças têm muitas necessidades diárias em termos energéticos (calorias), além de outros nutrientes, particularmente depois que começam a andar e tornam-se mais ativas. Entretanto, por terem estômago pequeno, não podem comer muita quantidade de comida de uma vez só – uma porção é igual a um terço de uma porção de adulto. O ideal é que a criança tenha três refeições principais por dias e lanches saudáveis nos intervalos, comendo alimentos de fácil digestão e ricos em nutrientes derivados dos cinco principais grupos alimentares.

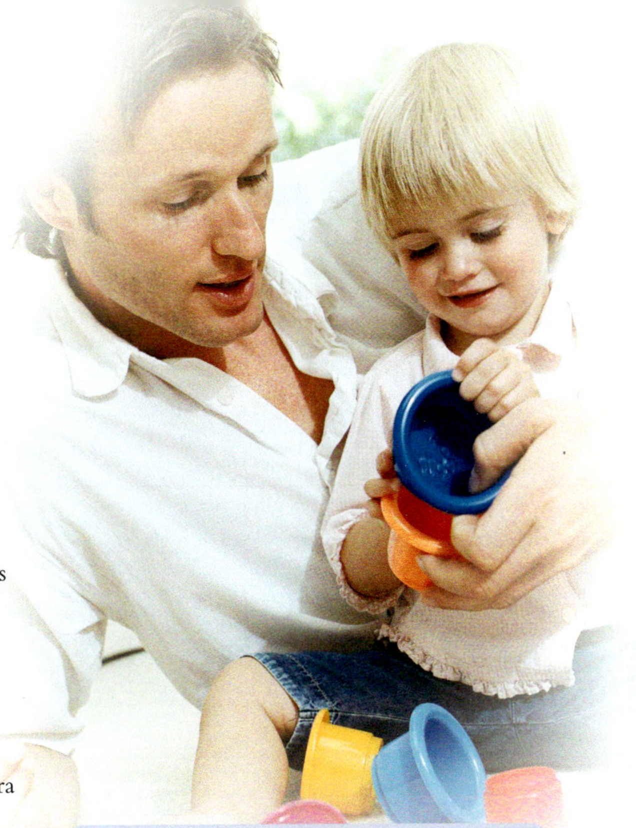

Necessidades Emocionais

O tema recorrente nessa fase é a jornada da dependência à independência. Seu filho está deixando de ser um bebê que precisa de você para tudo o que faz a um indivíduo que, na verdade, passará a desafiar suas decisões e envolvimentos na vida dele. O bebê passa a dar passos importantes em relação ao desenvolvimento da sua personalidade futura, confrontando-se com enormes quantidades de informação sobre o mundo e suas relações. Sentirá e expressará emoções nunca antes experienciadas e precisará de um pai que responda adequadamente, com conforto e disciplina, ao desenvolvimento das suas necessidades emocionais.

Encorajando a Independência

Para encorajar seu filho a ser mais independente, é importante construir a autoconfiança desde cedo. Dê muito amor e atenção e use o reforço positivo sempre que o bebê realizar algo. Nunca faça com que se sinta um fracassado por conta da inabilidade de conseguir fazer algo, pois isso pode fazer com que o bebê relute em tentar novamente. Participar de várias situações sociais fornecerão o estímulo suficiente e a oportunidade de tentar novas coisas, desenvolvendo suas habilidades e ajudando-o a tornar-se mais independente.

SEGURANÇA NA HORA DE COMER TAMBÉM

- Evite balas duras, grãos inteiros (especialmente amendoim) e uvas inteiras, pois podem sufocar o bebê. Retire os caroços de pêssegos, nectarinas e afins.
- Não ofereça chá, café, sucos concentrados ou refrigerantes. Os dois primeiros contêm cafeína e os dois últimos muito açúcar, aromatizantes artificiais, conservantes e edulcorantes. Bebidas com adoçantes podem tornar-se laxativas, causando diarreia ao bebê. É melhor oferecer água ou leite nos intervalos das refeições; suco de fruta deve ser oferecido durante ou após as refeições e sempre no copo e não na mamadeira.
- Não acrescente sal na comida do bebê e regule batatas fritas e outros alimentos salgados. Muito sal pode causar pressão alta no futuro.

Há muitas oportunidades nas atividades, como por exemplo vestir-se, que podem ser usadas para estimular a independência e melhorar as habilidades físicas e intelectuais.

Permita que a criança faça escolhas, mesmo que cometa erros a princípio. Evite ser autoritário, sempre tomando à frente ao brincar com ela. Cometa erros deliberadamente para permitir que a criança corrija você. Inclua a criança nas conversas de adulto e encoraje-a a discutir seus pensamentos e sentimentos. Essas são todas boas maneiras de desenvolver a autoconfiança do bebê.

Necessidades Recreacionais

Uma das maneiras mais importantes de seu filho aprender a desenvolver e praticar suas habilidades ocorre por meio da brincadeira. Além de promover estímulos mentais, físicos e sociais, também aumenta o poder de observação e concentração da criança.

Dar ao seu filho diferentes tipos de brinquedos e objetos para brincar, ensina sobre as diferentes formas, tamanhos e texturas ao mesmo tempo em que ajuda a desenvolver a autoexpressão, a coordenação viso-motora, além de estimular a criatividade e a imaginação.

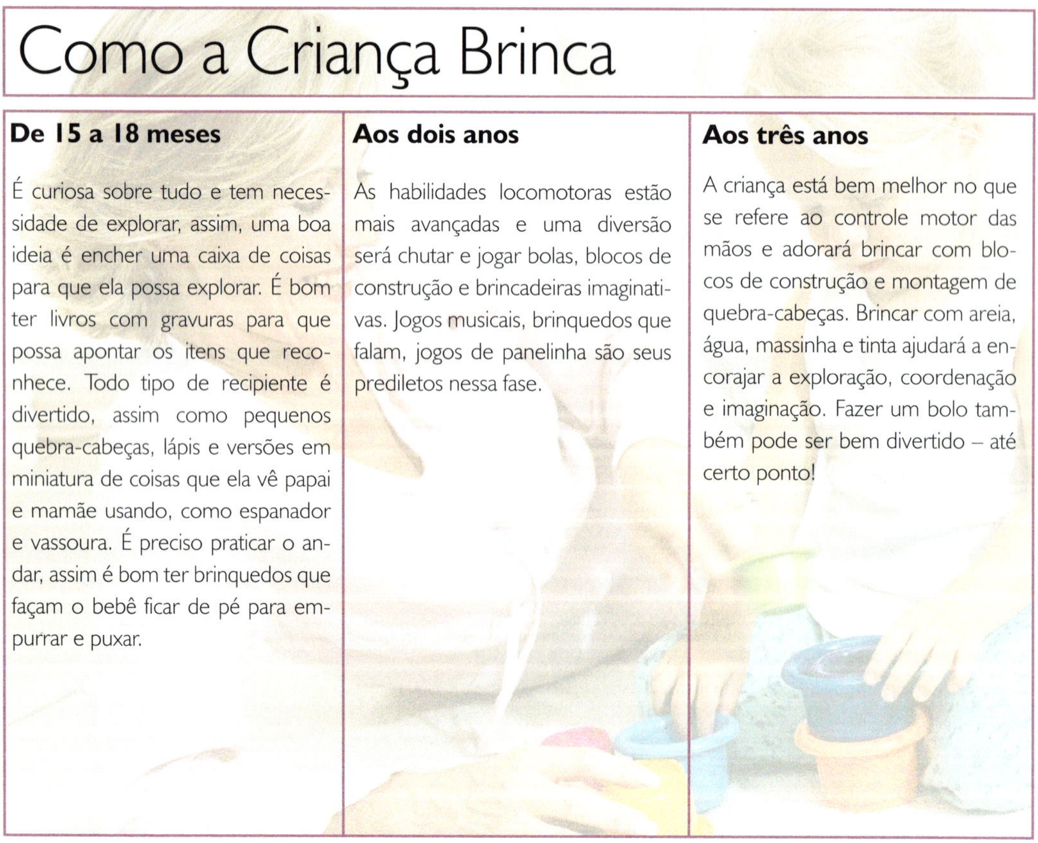

Como a Criança Brinca

De 15 a 18 meses	Aos dois anos	Aos três anos
É curiosa sobre tudo e tem necessidade de explorar, assim, uma boa ideia é encher uma caixa de coisas para que ela possa explorar. É bom ter livros com gravuras para que possa apontar os itens que reconhece. Todo tipo de recipiente é divertido, assim como pequenos quebra-cabeças, lápis e versões em miniatura de coisas que ela vê papai e mamãe usando, como espanador e vassoura. É preciso praticar o andar, assim é bom ter brinquedos que façam o bebê ficar de pé para empurrar e puxar.	As habilidades locomotoras estão mais avançadas e uma diversão será chutar e jogar bolas, blocos de construção e brincadeiras imaginativas. Jogos musicais, brinquedos que falam, jogos de panelinha são seus prediletos nessa fase.	A criança está bem melhor no que se refere ao controle motor das mãos e adorará brincar com blocos de construção e montagem de quebra-cabeças. Brincar com areia, água, massinha e tinta ajudará a encorajar a exploração, coordenação e imaginação. Fazer um bolo também pode ser bem divertido – até certo ponto!

O que o Bebê já Sabe Fazer

Criancinhas são cheias de surpresas. Bem quando você acha que pegou o jeito com seu filho de dois anos de idade, ele repentinamente acrescenta uma dúzia de novas palavras ao vocabulário ou faz algo que dias atrás nem pensava em fazer. Nessa fase, o bebê realmente começa a buscar o mundo, obtendo informação de todos os tipos de influências, e você se perguntará "onde foi que ele aprendeu isso?". Às vezes você começa a sentir que uma grande mudança está a caminho. Ele parece estar à beira de algo novo sem na verdade tentá-lo. Parece estar pensando nisso, armazenando conhecimento, que finalmente liberta e um leque de desenvolvimentos é aberto em uma rápida sucessão – ao mesmo tempo em que um estirão físico acontece.

Obviamente, é ótimo se você puder ficar por perto para experienciar esses passos com ele, mas como nem sempre é possível, há muitas maneiras de se manter envolvido que podem ajudar a promover diferentes aspectos no desenvolvimento do seu filho.

Os estágios pelos quais ele passa servem para torná-lo uma pessoa independente, capaz de movimentos confiantes e de comunicação fluida. Esses estágios são conhecidos por marcos no desenvolvimento. Sendo saudáveis e vivendo em um ambiente afetuoso, a maioria das crianças atingirá esses marcos em idades específicas. Mas não fique desapontado se seu filho não "atingir os alvos". Esses marcos servem de base, mas há uma grande variedade de margens de desenvolvimento. Você pode ajudar seu filho desenvolver seu potencial integral, mas é sempre bom não compará-lo com outra criança. Mesmo com feitos e realizações variadas, a maioria das crianças irá desenvolver-se normalmente dentro dos níveis aceitos.

Esse capítulo foca em duas áreas-chave: desenvolvimento físico, o que inclui habilidades locomotoras e de manipulação; e desenvolvimento mental, o que fala da habilidade de pensar e comunicar-se. As importantes habilidades do desenvolvimento social em que a criança aprende a relacionar-se e a interagir com outras serão tratadas no capítulo 10.

Seu papel é muito importante para o desenvolvimento físico e mental da criança, mesmo se tiver apenas pouco tempo para passar com ela devido à rotina de trabalho. Em comparação à sua companheira, as atitudes e abordagens relacionadas a jogos e brincadeiras para encorajar o desenvolvimento infantil serão totalmente diferentes. Quando seu filho brinca com você, é provável que aprenda a fazer coisas de forma diferente e desenvolva habilidades extras, diferentes das que aprenderia com a mãe. No mínimo, a aprendizagem do seu filho será inspirada por uma mudança de parceiro de brincadeira e, obviamente, sua relação com ele só tem a ganhar pelo aumento na comunicação.

Desenvolvimento Intelectual

Também conhecido como desenvolvimento mental, isso inclui o domínio das habilidades de comunicação, tais como fala, leitura, desenho e cálculo, uso da imaginação e lembrança dos fatos. Há várias maneiras de ajudar a promover esses aspectos do desenvolvimento infantil, particularmente as habilidades linguísticas. E, é claro, conversar com seu filho é uma das coisas mais importantes que você pode fazer por ele.

Estimulando Habilidades Linguísticas

Sempre olhe para seu filho ao falar com ele e use frases curtas e simples. Ouça-o quando ele falar e permita que ele termine as frases. Amplie o que ele diz, por exemplo, se ele disser "porta", você pode dizer "a porta está aberta". Encoraje-o a conversar com seus brinquedos, e sempre tente descrever os cenários e os sons para ele quando vocês saírem.

Vejam livros juntos e aponte os personagens e os objetos familiares. Evite submetê-lo a muitas informações ao mesmo tempo e permita alguns momentos de silêncio durante o dia.

Habilidades de Manipulação

A coordenação viso-motora está envolvida em muitas dessas habilidades físicas. Conforme seu filho for ficando mais ágil, ele conseguirá usar as mãos e os dedos em atividades como blocos de construção, desenhos, abotoações e usar garfo e faca. Essas habilidades devem ser aprendidas, portanto é preciso dar ao seu filho todas as oportunidades de praticar. Isso é mais uma boa razão para passar tempo com seu filho, brincando e explorando juntos, construindo sua relação enquanto ele desenvolve essas habilidades essenciais.

Estimulando Habilidades de Manipulação

- Ensine-o a destampar garrafas, colocar linhas em carretéis, colocar água no copo, virar páginas, etc.
- Ensine-o a fazer as coisas sozinho, como usar uma colher e tirar as meias.
- Dê a ele tabuleiros de atividades e brinquedos com muitas possibilidades de treinar habilidades de pressionar, virar e girar.
- Dê a ele blocos de construção e brinquedos de empilhar.
- Montem quebra-cabeças juntos, desenhem e pintem.

Marcos no Desenvolvimento Intelectual

15 a 18 meses	2 anos	3 anos
• Aponta para objetos familiares quando folheia livros. • Pronuncia de 6 a 20 palavras, principalmente "Não". • Entende perguntas simples e instruções como "Onde está seu pijama?" ou "Me dê seu brinquedo". • É possível nomear duas ou três partes do corpo. • Imita seus gestos. • Repete seu próprio nome.	• Usa 50 ou mais palavras e pode juntar duas ou três palavras. • Entende instruções mais longas, como "Coloque o copo na mesa". • Entende histórias e conversas simples. • Usa pronomes como "eu" e "você". Começa a fazer perguntas.	• Sabe duas ou três cores e algumas formas. • Participa de uma conversa simples e parece estar continuamente fazendo perguntas, como "Onde", "O que" e "Por quê?". • Agora entende instruções mais complexas, como "Por favor, vá ao seu quarto e pegue seu pijama". • É capaz de contar até 10. • Começa a entender conceitos como "hoje" e "amanhã". • Sabe dizer algumas canções e rimas infantis.

Marcos no Desenvolvimento Locomotor

15 a 18 meses

- Caminha sozinho.
- Ajoelha e engatinha em quatro apoios.
- Anda segurando em um apoio e usando ambos os pés para cada passo.
- Agacha e inclina-se para pegar um brinquedo sem cair.
- Sobe em cima da mobília.
- Dá tchauzinho.

2 anos

- Corre.
- Anda de marcha ré.
- Chuta a bola sem tropeçar nela.
- Anda na ponta dos pés.
- Sobe e desce degraus com os dois pés em cada degrau.

3 anos

- Salta de uma perna só.
- Sobe escadas com um pé em cada degrau.
- Salta do primeiro degrau.
- Pula com os dois pés.
- Anda de triciclo com os dois pés no pedal.
- Dança ao ouvir música.

Marcos no Desenvolvimento da Manipulação

15 a 18 meses

- Pode construir uma torre com três blocos.
- Começa a rabiscar.
- Coloca um copo na boca sem cuspir.
- Leva a colher à boca sem deixar cair muita comida.
- Tira as meias.
- Monta quebra-cabeças simples.

2 anos

- Gira maçanetas.
- Vira as páginas de um livro adequadamente.
- Coloca luvas, sapatos e meias.
- Consegue abotoar botões e zíperes.
- Abre tampas de garrafas.

3 anos

- Começa a vestir-se e a despir-se sem ajuda.
- Consegue construir uma torre com nove blocos.
- Desenha círculos e copia uma cruz ao vê-la.
- Come de garfo e faca.
- Segura a caneta corretamente.
- Pega pequenos objetos.
- Usando as duas mãos, coloca água da jarra no copo sem derramar muito.

Vestimentas

Roupas e Sapatos

As chances da responsabilidade sobre a compra da maioria das roupas de seu filho ser feita pela sua companheira são grandes, mas é importante ter interesse e pelo menos tentar ter um ponto de vista sobre a vestimenta de seu filho – mesmo que seja apenas para evitar a acusação de deixar mais uma tarefa nas mãos da sua companheira.

Não é preciso ser precioso com as roupas de seu filho. Obviamente é ótimo ver seu filho bem vestido, e é claro que você gosta de vê-lo bem vestido em ocasiões especiais, mas tenha certeza de que seu filho fará o melhor que puder para arruinar a roupa ou tirá-la toda o mais rápido possível.

A chave é saber que seu filho gastará toda a energia usando as roupas, portanto, deve-se procurar peças que sejam fáceis de limpar, que durem bastante, sejam largas e deixem o corpo respirar. E você achará mais fácil vestir seu filho para tempo e ocasiões diferentes escolhendo roupas que possam ser vestidas umas sobre as outras em vez de comprar moletons pesados e grossos, por exemplo, além de limitar o uso.

Para economizar dinheiro com as roupas das crianças, pense adiante e compre produtos em liquidação, em tamanho maior, para que seu filho possa usar no ano seguinte. Se tiver sorte, haverá sempre um amigo ou parente que tem um filho um pouco mais velho que o seu e que perde as roupas bem na hora em que elas passam a servir para seu filho.

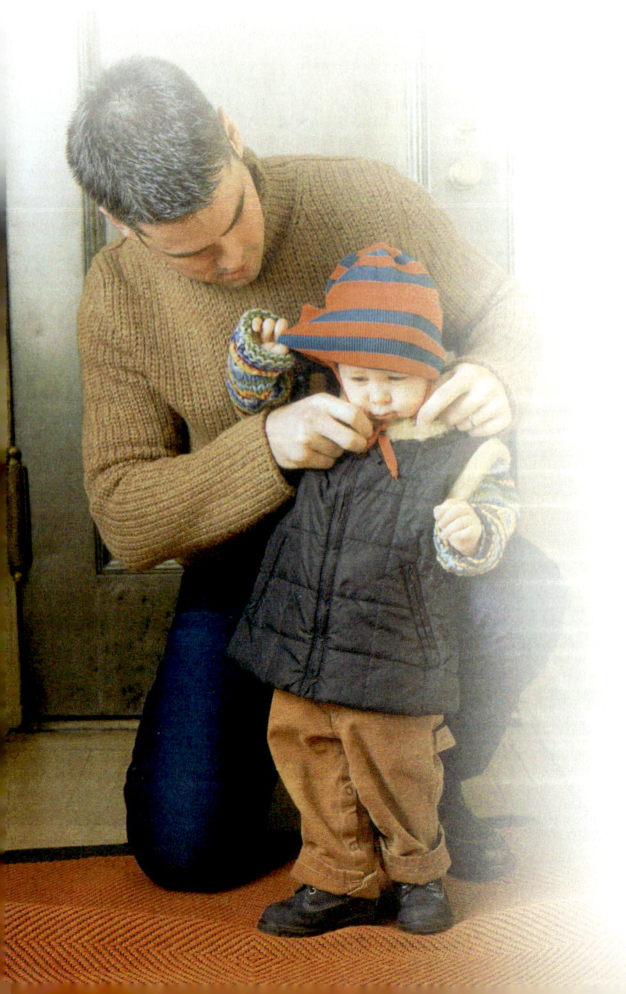

Sapatos

Quando a criança começa a andar ao ar livre e seus pés precisam de mais proteção, é essencial que tenha sapatos adequados. Há poucos ossos nos pés das crianças; há basicamente cartilagem, portanto a pressão de sapatos e meias de má qualidade pode distorcer o formato dos pés, causando danos permanentes. E por haver poucos ossos nos pés, a criança não sente dor e não reclama. Os sapatos devem ser comprados em lojas e nunca devem ser de segunda mão ou herdados de crianças mais velhas.

O tipo de sapato comprado deve ter tamanho e largura adequados, além de serem feitos de materiais naturais como couro ou lona, que permitem que o pé "respire". Os sapatos devem ter espaço suficiente para acomodar os dedos dos pés, enquanto o calcanhar deve ficar bem confortável e firme para que não haja limitação ou tropeções. Embora chinelos sejam mais frescos no verão, sua construção é menos robusta, significando maior probabilidade de prejudicar os pés da criança, precisando de auxílio profissional para utilizá-los adequadamente.

Os pés das crianças crescem rapidamente, por isso não há motivo para comprar sapatos caros. A cada dois meses é preciso dar uma olhada nos sapatos e novos pares serão necessários a cada quatro a seis meses até os cinco anos de idade.

Sempre que for seguro, deixe que seu filho ande descalço para ajudar no desenvolvimento saudável dos pés.

VAMOS CONVERSAR SOBRE AJUDANDO COM AS VESTIMENTAS

Sua companheira quer fazer tudo para seu filho, pois ela tem mais prática e, portanto, é mais rápida. Isso inclui vestir a criança, coisa que ela também acha que tem um talento natural. É bem provável que ela esteja certa sobre isso, mas vestir seu próprio filho pode ser divertido e recompensador para os pais também, especialmente se não for uma tarefa diária. É uma boa experiência para que vínculos sejam criados e você pode realmente perceber o desenvolvimento do seu filho no decorrer dos meses conforme ele for gradualmente tomando as próprias decisões sobre as roupas, começando a vestir-se sozinho. E, é claro, se você nunca tiver a permissão para praticar, como é que poderá melhorar? É também uma possibilidade de folga para sua companheira, mas aborde o assunto de forma sensível para que ela não sinta suas capacidades sendo questionadas.

Tente tomar a iniciativa de vez em quando de ir às lojas, ou navegar na internet na hora do almoço, para comprar algo para seu filho vestir. Não precisa ser um traje completo, apenas um chapéu e um par de meias elegantes, seu filho irá amar e sua companheira também. Procure também perceber furos em roupas de baixo e meias, ou calças que parecem justas, e silenciosamente de uma arrumada no armário do seu filho antes que a sua companheira tenha que fazê-lo.

Vestindo seu Filho

Você já ouviu uma mãe irritada dizendo a uma amiga que foi o pai quem vestiu a criança? Se não, é só uma questão de tempo.

A maioria dos homens parece não ter uma boa ideia sobre o que fica bom para ser vestido. Passamos a maior parte do tempo no trabalho e o tipo de vestimenta é ditada pelo tipo de trabalho que fazemos. Ao dormirmos, a roupa não importa muito, e nos curtos períodos de lazer entre o trabalho e o sono, essencialmente nos prendemos ao que conhecemos – poucas peças e estilos aprendidos com muito ensaio e erro sempre darão certo para nós (pelo menos, é o que pensamos). Mesmo assim, muitos de nós seremos guiados por nossas companheiras, e se o velho estereótipo de que odiamos fazer compras estiver correto, nossas companheiras podem até ser as pessoas que compram nossas roupas sem mesmo nos consultar.

Assim, a ideia de vestir um filho pode nos causar calafrios. Toda aquela insegurança cuidadosamente enterrada, pode voltar a nos assombrar ao contemplarmos a responsabilidade de vestir outro ser humano. Mas, na verdade, não é assim tão difícil, e é até um momento de diversão entre pai e filho. Se prestar atenção aos detalhes, acaba logo se tornando natural. E se for um desastre, sempre se pode culpar a criança por recusar-se a vestir suas escolhas perfeitas.

Facilitando a Troca de Roupas

Aprender a vestir-se é uma importante parte da jornada de seu filho rumo à independência, então deixe-o tentar fazer sozinho, mesmo que mostre pouco progresso. Não espere muito no começo, e evite rir ou fazer algo que pode desencorajar a tentativa. Tente relaxar sobre a escolha de cores para que ele se sinta bem com o que está fazendo. Deixe à vista uma seleção de roupas possíveis e faça com que a escolha seja feita a partir disso, certificando-se de que as roupas sejam fáceis de pegar e vestir sem ter que decidir qual é a parte da frente ou a de trás.

DICA DE OURO
Evite Desastres com as Vestimentas

- Faça uma observação mental sobre os trajes que sua companheira separa e repita a operação quando der.
- Converse com sua companheira sobre a organização do armário do seu filho. Será que as roupas não poderiam ser organizadas de outra forma para deixá-las mais fáceis de combinar? Por exemplo, em vez de colocar todas as calças juntas, será que as roupas não poderiam ser agrupadas por cores complementares?
- Pequenos pares de meias são sempre separados e perdidos – bem quando você achou um traje perfeito, percebe que só tem uma meia daquela cor. Tente comprar meias para o dia a dia no atacado, e todas da mesma cor, assim nunca mais será preciso se preocupar com os pares novamente.
- Se já sabe que no dia seguinte é a sua vez de trocar a roupa de seu filho, dê uma olhada no armário dele na noite anterior para ver se há roupas suficientemente limpas para que você se saia bem nessa tarefa.

Amarração

Quando seu filho estiver aprendendo a usar zíperes, ensine-o a mantê-lo longe da pele e a não prender nas roupas. Quando estiver saindo das fraldas, certifique-se de que sempre use calças com elástico na cintura que são fáceis de serem abaixadas. Ensine-o a abotoar as roupas de baixo para cima para que não coloque os botões em casas erradas.

Problemas para Trocar de Roupas

Algumas crianças querem tanto se vestir sozinhas que recusam qualquer ajuda, mesmo quando você está desesperado para sair de casa. Ao mesmo tempo em que é frustrante, é melhor permitir à criança o tempo que for possível para que não perca o entusiasmo, pois você verá os benefícios assim que ela aprender a fazer isso mais rápido.

Por outro lado, há crianças que se recusam a trocar de roupas, ou acabam tirando a roupa após a troca. Às vezes parece impossível fazê-las trocar de roupas.

Uma maneira de minimizar discussões é comprar mais roupas que agradem seu filho, mesmo que ele já tenha várias peças idênticas. É possível também limitar o número de opções de escolha, tornando acessíveis apenas alguns itens ao alcance da criança. Caso contrário, pode ser briga na certa!

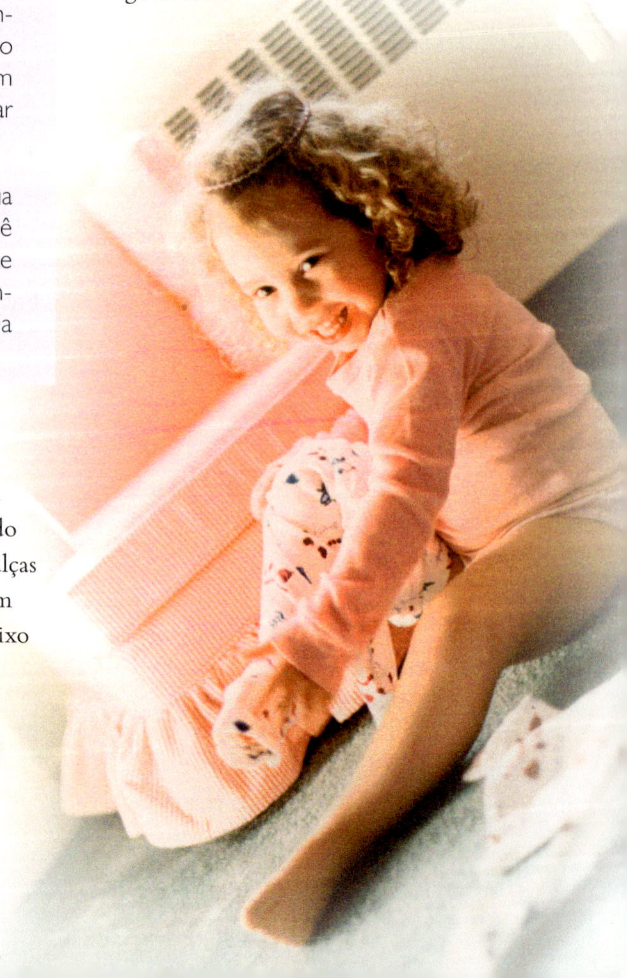

Alimentação

Voltar do trabalho todos os dias e encontrar seu filho coberto de molho de tomate é provavelmente a última coisa que você pensou ao imaginar sua família sentada ao redor da mesa para uma refeição. Mas essa é uma parte importante do desenvolvimento social, sem falar nas habilidades alimentares, e quanto mais cedo você começar a educá-lo sobre isso, melhor. Organizar refeições em família, sempre que possível, enfatizará a existência da estrutura familiar (não importa a forma que tenha), reforçará a comunicação e encorajará a disciplina. Ao mesmo tempo, as refeições devem ser ocasiões agradáveis!

Quase nem é preciso falar que comer ao redor da mesa é uma parte vital da experiência familiar. Se seu filho pode sentar no mesmo tipo de cadeira que você, melhor ainda. Se tiver espaço, encoraje-o a aprender bons hábitos, dando a ele sua própria mesa e cadeira em miniatura para que possa fazer suas refeições.

Após o primeiro ano de vida, seu filho poderá comer praticamente a mesma comida que você, então tente fazer o mesmo cardápio para todos a fim de ajudar seu filho a sentir-se realmente um membro da família. Manter as refeições simples é também uma boa ideia para aliviar o estresse na cozinha, especialmente se você suspeitar que nem tudo será comido! Se já for possível, peça a seu filho para ajudar com o preparo de algum alimento ou a colocar a mesa. O importante é estar o mais relaxado possível, esperar a sujeira e a bagunça, e lembrar-se que isso faz parte de um plano a longo prazo de desenvolver uma família forte em que todos se apoiam.

Questões Alimentares

Muitas crianças passam por uma fase em que se recusam a comer certos alimentos, ao passo que outras escolhem a mesma comida todos os dias. Felizmente, todos os alimentos fornecem alguns nutrientes e não há um alimento único que seja essencial à saúde. A maioria dos problemas alimentares se resolve sozinho com o tempo, e se seu filho estiver crescendo, ganhando peso, e com muita energia, então é improvável que esteja com deficiências nutricionais. Nenhuma criança normal passará fome de livre e espontânea vontade – quando quiser comer, pedirá.

Inquietude na Hora de Comer

As crianças não apenas recusam-se rotineiramente a comer alguns alimentos enquanto comem demais outros, mas com frequência desenvolvem um gosto por rituais, por exemplo, só comem sanduíches se forem cortados em triângulo, ou só bebem se for no copo amarelo.

A História de John

Fico fora de casa 12 horas por dia e só volto para casa depois das 7 da noite, então tenho bem poucas chances de comer com as crianças. Nossos filhos de 4 e 6 anos jantam juntos às 6 da tarde, em um pequeno conjunto de mesa e cadeiras montado na sala de estar. Minha esposa e eu jantamos entre 9 e 9h30. Todos acordamos às 6 da manhã então consigo tomar café da manhã com meus filhos. Nos finais de semana, fazemos cafés da manhã "especiais" juntos, geralmente envolvendo croissants de chocolate, e então jantamos todos juntos às 6 da tarde na mesma mesa e com a mesma comida. É uma sujeira, mas é muito divertido, e as crianças esperam ansiosamente por esses momentos.

É inacreditavelmente frustrante passar o tempo preparando algo para comer que nem será tocado, ou será simplesmente jogado no chão. Mas tente levar com bom humor os caprichos do seu filho o máximo possível. Irritar-se provavelmente fará com que vocês fiquem medindo forças e ninguém sairá vencedor. A recusa em comer é só uma maneira de caminhar rumo à independência. E, ao pensar sobre isso, nem mesmo espera-se que os adultos comam todo o tipo de comida, então por que essa pessoinha não pode apresentar preferências próprias de alimentos?

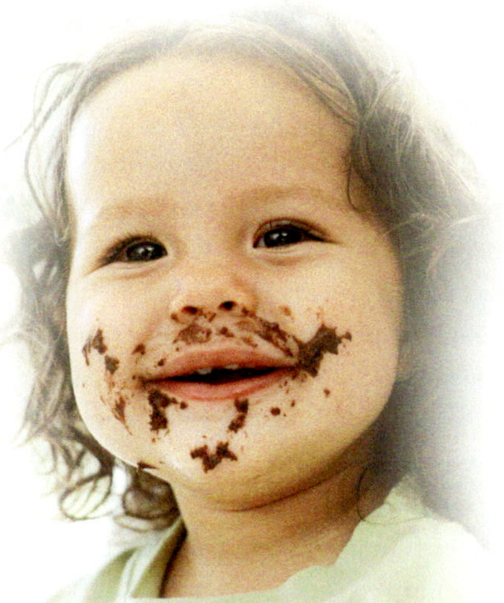

Comendo Besteiras

Obesidade e cáries em crianças são preocupações comuns entres os pais. A causa é, geralmente, a dieta rica em gorduras e açúcares. Ao passo em que não há necessidade de parar completamente de dar guloseimas como batata frita e chocolate ao seu filho, tente limitá-los a certos dias da semana, evitando adoçantes e refrigerantes.

Fazendo Sujeira na Hora de Comer

Para algumas crianças, comer é uma aventura. Fazem tudo com a comida, menos comê-la. Mais uma vez, a maneira de lidar com isso é lembrando-se que é apenas uma fase; tente ficar calmo e evite a situação de transformar esse momento em uma guerra de forças. Cubra o chão ao redor com um plástico, compre uma tigela aderente à mesa, use um babador de borracha com uma alça larga para recolher a comida que cai, e então deixe-o fazer como quiser.

VAMOS CONVERSAR | SOBRE HÁBITOS ALIMENTARES

Você se preocupa com a quantidade de besteiras que seu filho come durante o dia, sente-se também frustrado por estar no trabalho, podendo influenciar pouco em sua dieta diária. Dito isso, não é você quem enfrenta a batalha diária de alimentar seu filho com alguma coisa pelo menos, sem falar em conseguir dar a ele alimentos saudáveis. Algumas vezes, a única maneira de lidar com o comportamento difícil é oferecendo alguma guloseima e, no decorrer do dia, não há nada de errado com isso. Sua companheira está simplesmente vivendo uma refeição de cada vez e tentando tirar o maior proveito de cada uma. Mas se você realmente quiser falar sobre os hábitos alimentares de seu filho, a primeira coisa que você e sua companheira precisam fazer é visualizar o quadro mais amplo. Peça a ela para fazer um diário dos alimentos ingeridos durante a semana e julgar onde ela acha que há realmente um problema, e se realmente houver, perceber qual o momento adequado de começar a fazer mudanças na dieta da criança.

Alergias e Intolerâncias

Alergias alimentares são, na verdade, muito raras em crianças e os sintomas são geralmente extremos. Intolerâncias são mais comuns e simplesmente significam que determinado alimento não se adequa ao organismo do seu filho tão bem quanto outros. Não force seu filho a comer algo que ele se recusa insistentemente. Pode ser que não caia bem nele, então tente substituir por uma alternativa saudável. Se você suspeita de alguma intolerância ou alergia alimentar em seu filho – ele fica com brotoejas, dor de estômago ou diarreia, então é melhor consultar um médico.

Brincadeiras e Atividades

Brincar é uma parte vital da aprendizagem e do desenvolvimento da criança, e as crianças adoram imitar os adultos, então é importante que os papais estejam bem envolvidos. É claro que você nem sempre terá vontade de brincar, e não há problema em dizer que precisa de um tempo para você. As crianças também precisam brincar sozinha de vez em quando. Mas se puder, tente brincar com seu filho todos os dias, mesmo que seja só um pouquinho, com jogos simples como apontar e nomear objetos, livros de adesivos, além de brincadeira como "O Espião Sou Eu". Até mesmo falar com ele, dispensando atenção exclusiva será muito lucrativo. Na melhor das hipóteses, mude seu penteado e divirta-se – isso pode ajudar a fazer você relaxar e esquecer as pressões do trabalho por um tempo.

VAMOS CONVERSAR SOBRE TELEVISÃO

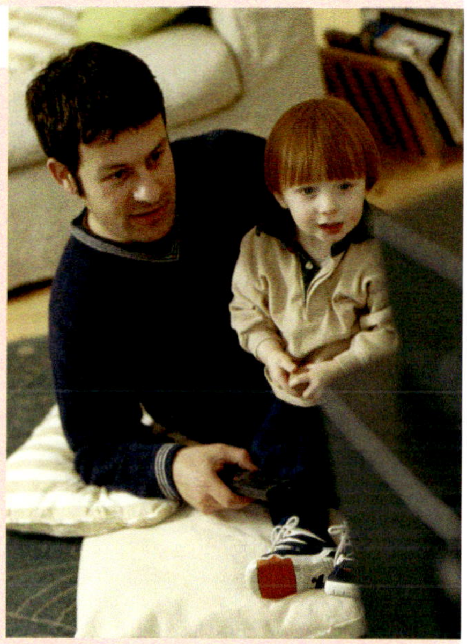

O uso da televisão por seu filho será um assunto recorrente para você, enquanto seu filho morar sobre o mesmo teto, e você e sua companheira precisam pensar cuidadosamente sobre as regras da casa quanto a assistir televisão. Manuais recentes das academias norte-americanas aconselham que crianças com menos de dois anos não devem assistir televisão de forma alguma, ao passo que crianças mais velhas não devem passar de duas horas por dia. A orientação baseia-se em uma série de estudos que sugerem que assistir televisão pode causar efeitos adversos à saúde mental de seu filho, sua inteligência e comportamento.

Sua companheira precisará de um tempo para poder organizar a vida doméstica, bem como de uma folga ocasional dos cuidados com uma criança exigente, então permitir que seu filho assista televisão pode ser a única saída. Mas é importante saber quanto tempo que seu filho passa assistindo televisão e qual a qualidade dos programas, assim um bom começo seria manter um diário sobre os programas assistidos por seu filho. Há também maneiras de limitar o impacto. Evite que seu filho assista programas de adultos, particularmente programas novos cujo conteúdo é imprevisível. Não o deixe sozinho na televisão a menos que tenha absoluta certeza do que ele assistirá, e lembre-se de que propagandas podem conter assuntos inadequados. Tente não assistir programas para adultos quando seu filho está com você – ele perceberá o que está se passando mesmo sem aparentar interesse. Atenha-se a DVDs sempre que possível e canais infantis confiáveis.

Os especialistas dizem que o ideal é que a criança em idade pré-escolar somente assista programas educativos de alta qualidade, acompanhados de um dos pais que possa conversar com elas sobre o conteúdo, encorajando-as ao mesmo tipo de interação como se tivessem lendo um livro juntos. Ao mesmo tempo em que isso parece ser totalmente surreal, especialmente se você tiver mais de um filho, pelo menos nos dá uma ideia sobre a melhor prática.

Maneiras de Brincar

Diferentes tipos de brincadeiras são essenciais para nutrir diferentes habilidades e evitar o tédio.

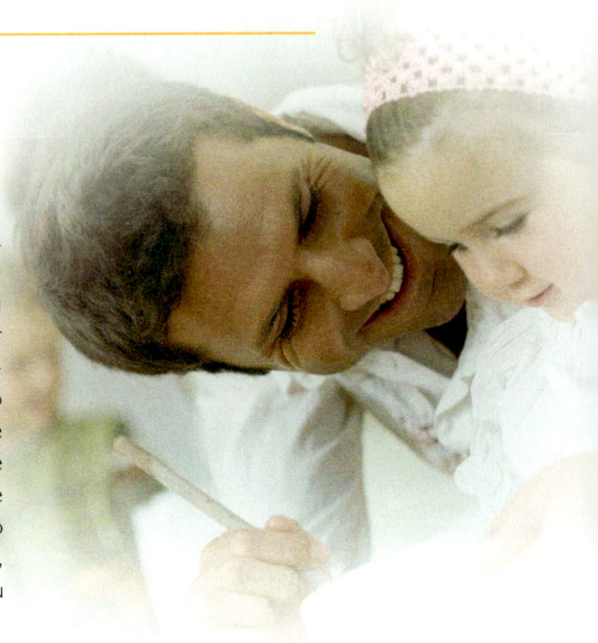

Leitura

Nunca é cedo demais para começar a ler livros para seu filho. Cada virada de página carrega uma surpresa e ele pode apontar e aprender conforme você vai lendo para ele. Essa é uma ótima maneira de passar um tempo exclusivamente com seu filho, então tente fazê-lo todos os dias, de preferência no mesmo horário, como na hora de dormir. Coloque bastante expressão na voz para tornar o livro vivo, e aponte para as gravuras ao falar, assim seu filho aprende que elas estão ligadas às palavras. Muitos barulhos, como som de animais ou carros, podem ser relevantes, caso caibam no contexto, faça-os encorajando seu filho a copiá-lo.

Desenhando e Pintando

Rabiscar, desenhar e pintar são maneiras excelentes de seu filho expressar-se, e é fascinante manter seus trabalhos artísticos em uma pasta e ver como seu estilo e habilidades vão se desenvolvendo ao longo do tempo. Você pode unir-se a ele para lembrar como é ruim de desenho. É sempre bom ter em mãos livros de colorir e lápis de cor. Deitar no chão junto com seu filho, pintando silenciosamente uma figura, pode ser uma verdadeira oportunidade para criar vínculos, além de relaxar.

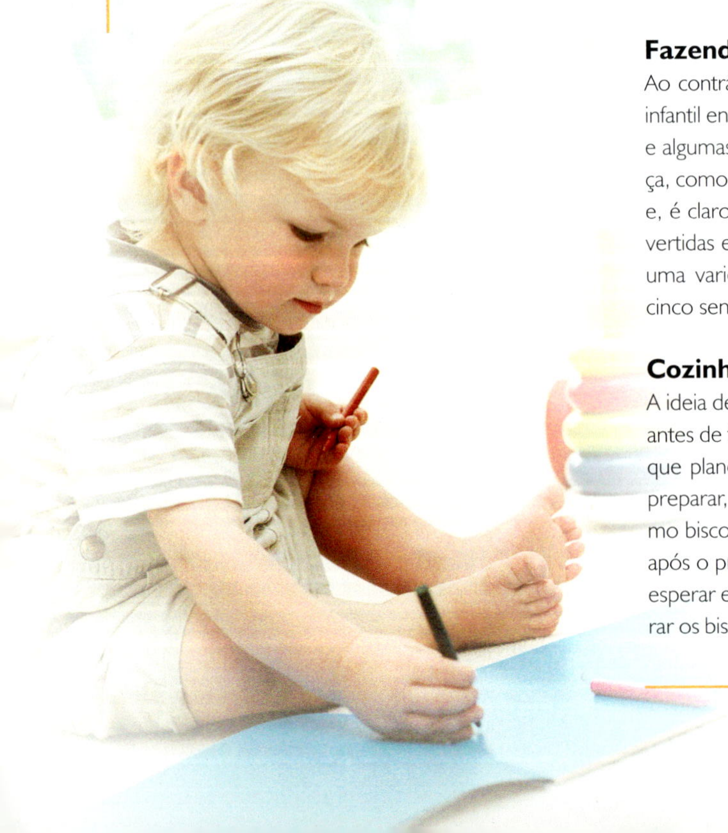

Fazendo Bagunça ao Brincar

Ao contrário da crença popular, nem toda brincadeira infantil envolve bagunça. Mas a grande maioria envolve, e algumas brincadeiras extrapolam os limites da bagunça, como as que incluem água, areia, massa de modelar e, é claro, cozinhar e pintar. São todas brincadeiras divertidas e dão ao seu filho a oportunidade de explorar uma variedade de materiais, encorajando o uso dos cinco sentidos.

Cozinhar

A ideia de cozinhar com seu filho parece divertida. Mas antes de fazer o anúncio, dê uma boa olhada na receita que planeja fazer e marque quanto tempo leva para preparar, incluindo o tempo de cozimento. Até mesmo biscoitos com cobertura podem levar várias horas, após o preparo da massa, o corte das formas, assá-las, esperar esfriar, colocar a maravilhosa cobertura e decorar os biscoitos. Então você tem de esperar a cobertura esfriar ao mesmo tempo em que briga com uma criança impaciente e com fome e tenta dar um jeito na bagunça da cozinha. Um bom conselho seria levar em consideração o tempo de concentração de seu filho (sem falar no seu próprio tempo) e considerar fazer biscoito sem cobertura – ou usar cobertura pronta.

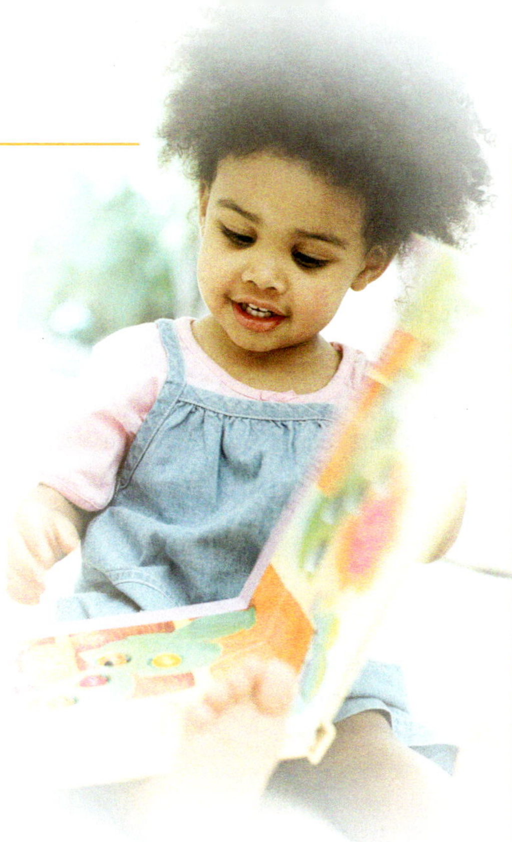

Brincadeira Criativa

Todas as crianças adoram fazer coisas, assim é uma boa ideia ter uma caixa de artes para guardar colecionáveis como guardanapos coloridos, rolinhos de papel higiênico e caixas de ovos. Artesanato é uma boa ideia para um dia chuvoso e o bônus é que seu filho ganha um novo brinquedo para brincar – geralmente é um frágil trator de papelão, um robô ou algo parecido com isso. É também divertido fazer cartões para ocasiões especiais.

O que quer que você decida, é melhor começar a fazer e depois deixar seu filho assumir. Admire-se com os esforços dele e evite críticas quando o trabalho terminar – mesmo se o trator tiver quatro rodas quadradas.

Brincadeira Imaginativa

É bom encorajar esse tipo de brincadeira, pois não há custos com ela. Tudo o que a criança precisa é de um pouco de imaginação e pode ser fascinante observar o que ela inventa com umas poucas peças de roupas velhas e um lençol pendurado sobre umas cadeiras em forma de cabana. Por outro lado, atualmente não há filme infantil que seja lançado sem que a fantasia correspondente já esteja no mercado para alimentar a indústria das fantasias, assim, é fácil para seu filho recriar a história em casa – embora o custo não seja tão menor do que o de assistir ao filme. Esse tipo de brincadeira simbólica – teatro – é uma excelente maneira de afiar todo tipo de habilidades sociais e criativas, mesmo que signifique que você terá de passar o final de semana sendo uma das irmãs feiosas da Cinderela, um ogro ou uma fera.

Música e Dança

Você dará um passo importante quanto à proteção da sua sanidade se puder persuadir seu filho a gostar de música de adulto, especialmente quando se trata de longas viagens de carro. Mas não importa a música que seu filho curte, tire o melhor proveito disso. As crianças adoram cantar e dançar, então é uma ótima maneira de mudar o humor de uma criança, quer seja tocando instrumentos improvisados ou ligando o aparelho de som para uma batida latina, cheia de vida. Você pode prolongar o interesse da criança ao introduzir jogos como dança das cadeiras ou estátua. Dançar não é somente uma grande diversão, como também é um ótimo exercício físico que ajuda seu filho a melhorar a coordenação e o equilíbrio.

Hora de Dormir

Nessa fase, espera-se que os problemas associados à hora de dormir tenham sido resolvidos. Inevitavelmente, as mudanças que fazem dessa fase um desafio ainda destruirão, ocasionalmente, as suas noites. Mas, quando seu filho atingir uma idade em que entenda melhor porque precisa dormir, esse momento pode tornar-se uma tarefa menos árdua e mais um tempo mágico para vocês dois.

Se sua companheira é quem cuida da rotina noturna até hoje, talvez agora seja o momento de rever a situação a fim de que você tenha um papel mais ativo. Trata-se de passar tempo de qualidade com seu filho, coisa que você mal tem tempo de fazer durante a semana, além de ser essencial ao processo de criação de vínculos e à manutenção da relação, conforme ele vai passando por esse período excitante do desenvolvimento.

VAMOS CONVERSAR SOBRE A ROTINA NA HORA DE DORMIR

Um problema comum é que quem cuida da criança durante o dia – ou seja, a mãe – luta para implementar uma rotina que deixe a criança cansada, mas não exausta, na hora de dormir. Se o dia for difícil, a criança fica cansada e irritada e a mãe fica com tudo atrasado, portanto, ela pode ver-se forçada a deixá-lo tirar uma soneca extra. Aí você chega em casa e encontra uma criança cheia de energia, ou então tenta manter a rotina noturna somente para descobrir que seu filho não está com sono algum. E o surpreendente é que uma simples soneca de 20 minutos à tarde traduz-se em horas de energia durante a noite! Uma situação semelhante ocorre quando seu filho come um chocolate ou uma sobremesa que contenha açúcar perto da hora de dormir para "mantê-lo quieto", e quem tem de cuidar da bagunça na hora de dormir é o papai. Assim, você e sua companheira devem estar comprometidos com uma rotina de administração do sono intensa, antes que seja colocada em ação propriamente dita.

A rotina ainda é um componente vital para que a hora de dormir seja bem-sucedida e tanto o pai quanto a mãe devem comprometer-se a fazer direito. Mas o que acontece durante o dia tem grande influência no comportamento da criança à noite (veja a tabela a seguir).

Estratégias para a Hora de Dormir

Toda criança é diferente e cada família precisará trabalhar quais são os melhores momentos e atividades que se adaptam às circunstâncias, mas há princípios que se deve ter em mente para garantir a ida da criança à cama alegremente, além do fato de dormir a noite toda.

As horas que antecedem o momento de dormir deveriam ser destinadas a acalmar seu filho depois de um longo dia. Se ele passou o dia na escolinha, é particularmente importante que você diminua os níveis de estresse com muita atenção e carinho. Sabe-se que se a criança não tiver esse aconchego no final do dia, o estresse ainda estará lá ao acordar.

Tente manter o quarto dele razoavelmente arrumado, com os brinquedos fora do campo de visão sempre que possível – é preciso manter seu filho focado na tarefa a ser cumprida. Uma luz indireta acalmará a atmosfera, além de ajudar a esconder os brinquedos; sem contar o fato que uma luz noturna afasta o medo do escuro.

Histórias são uma verdadeira alegria na hora de dormir e seu filho sempre esperará ansiosamente por essa

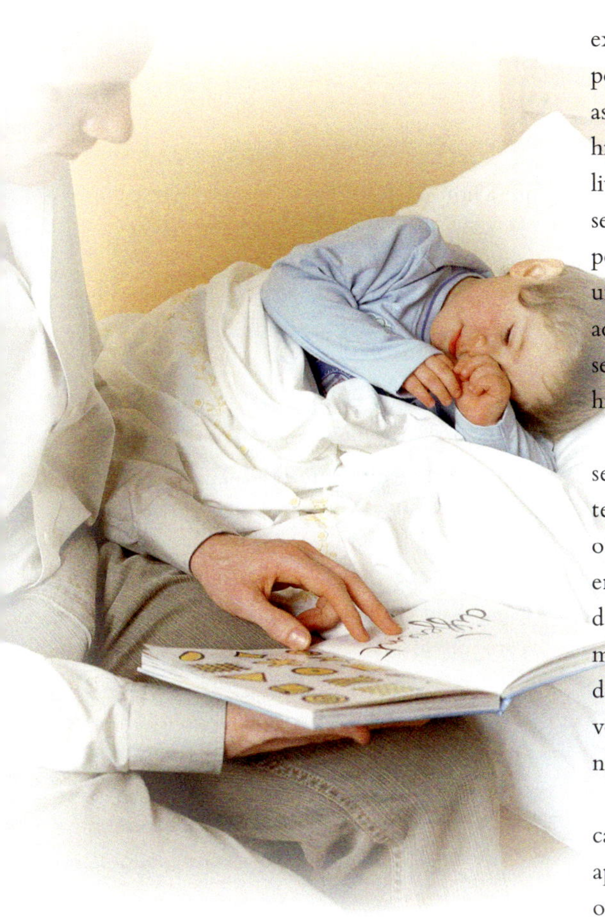

experiência. Cuidado ao escolher o livro – não pode haver muitas palavras, não pode ser muito assustador ou excitante – e familiarize-se com a história de antemão. Se sua companheira escolhe livros de biblioteca durante o dia, então veja se ela sabe quais livros devem ser evitados. Ela pode ser forçada a ceder para seu filho que deseja um livro não muito adequado ou então pode acabar escolhendo com pressa e aí você acaba se deparando com a enciclopédia infantil das histórias de horror da Islândia!

Essencialmente, seu trabalho é entediar seu filho para que durma. Como você já deve ter percebido, as crianças ficam felizes de ouvir sempre a mesma história repetidamente, então não fique desapontado. E faça tudo bem devagar – contar a história em tempo um pouco maior, garante um sono mais profundo em vez de uma simples soneca e seu filho chamando você a cada vez que tentar sair do quarto dele na ponta dos pés.

Depois de ler um livro com ele sentado na cama, peça que se deite pronto para dormir e apague as luzes. Agora, deixe-o cair no sono ouvindo você contar uma história a ele, de preferência uma que ele tenha pedido para você contar. Às vezes seu filho poderá dizer: "Invente uma história, papai", e isso é provavelmente a última coisa que você quer ouvir depois de um dia exaustivo no trabalho. Uma alternativa é contar uma história clássica, transformando o personagem principal no seu filho. Cantar uma canção de ninar de forma silenciosa é também uma boa alternativa, especialmente se ele estiver quase dormindo.

Se você divide essa tarefa com sua esposa, certifique-se de que vocês dois seguem a mesma rotina e depois contem um ao outro como foi e quais histórias você contou. Isso é essencial para garantir a consistência da rotina noturna e também evita uma criança manipuladora que coloca o pai contra a mãe.

A Rotina da Família Smith

Uma simples rotina funciona bem para o casal, que gosta de manter sua filha de três anos acordada até a hora em que o papai volta do trabalho, por volta das 7 da noite, quando ele assume os cuidados com ela.

17h30	Acalmando-se assistindo DVD ou televisão.
18h15	Jantar com sobremesa sem açúcar.
19h	Papai volta do trabalho.
19h15	Banho relaxante.
19h30	Usar o pinico. Vestir-se para dormir. Ler um livro.
20h	Criança dorme.
6h30	Criança acorda.

Passeando

Nessa fase, você já terá muita experiência em passeios com a família, e também em passeios sozinho com o carrinho ou canguru. Mas essa nova independência do seu filho significa que os passeios se tornarão uma proposição impositiva, especialmente se você planeja sair sozinho com seu filho para passar com ele um tempo exclusivo. Muitos casais colocam esse tempo em sua programação de final de semana, para que o papai cuide da criança em um sábado de manhã, por exemplo. Por mais agradável e realizador que isso pareça, essas 4 ou 5 horas podem parecer um tempo muito longo para alguém que não está acostumado a manter uma criança entretida.

A primeira pergunta a ser feita é: "Onde vamos?". A decisão é crucial para o sucesso do passeio, pois a escolha do local terá efeitos indiretos sobre praticamente tudo o mais que você fizer. Então é uma boa ideia pedir um conselho a sua companheira. Você pode querer fazer algo diferente do usual, mas nas primeiras vezes em que sair sozinho com seu filho é melhor não trocar o certo pelo duvidoso, aceitando o conselho da especialista. Uma boa ideia é marcar encontro com outros papais e seus filhos.

Uma boa dica é passar muito mais tempo do que o planejado e do que se estivesse sozinho ou com sua companheira. Portanto, dê margem para tempo perdido, explosões de raiva e infortúnios.

O que Fazer e como Fazer

A chegada do bebê força o pai a observar seu bairro sob uma perspectiva totalmente diferente. Certos restaurantes e lojas desaparecem do radar e são substituídos por novos destinos mais amigáveis a quem tem filho; destinos esses que você nem sabia existir antes. De repente, você se vê como um turista descobrindo a área pela primeira vez. Na verdade, vale a pena entrar em contato com o centro de informação ao turista para conhecer lugares favoráveis às crianças, além de descobrir o que o governo local fornece em termos de lazer. Se há uma biblioteca local, é provável que o foco em atividades infantis seja forte, e ir lá para escolher livros e filmes pode ser uma excelente opção para um dia de chuva.

Ir a um café ou restaurante pode parecer uma ideia atraente a princípio, mas há várias novas questões a serem consideradas, assim pode ser melhor levar sanduíches de casa no começo e deixar as refeições mais formais

VAMOS CONVERSAR SOBRE FÉRIAS

Antes de sair de férias com seu filho, é preciso discutir as regras básicas com sua companheira. Uma mudança na rotina é geralmente uma ótima maneira para os adultos relaxarem, mas é diferente com crianças pequenas e o resultado pode ser tudo, menos férias relaxantes! É bem tentador sair da rotina quando se está distante de casa e as crianças acabam comendo e dormindo em horários diferentes. Você quer que elas se divirtam, mas o problema é que crianças pequenas precisam de algum tipo de rotina para ajudá-las a se sentirem seguras. Elas naturalmente testam todos os limites, e se isso significa ter de ficar acordada a noite toda, elas darão o seu máximo para obtê-lo. Conforme as férias forem progredindo, as crianças, e você, estarão acentuadamente esgotados. Assim, faz sentido entrar em um acordo com sua companheira antes de tomar a iniciativa, dando às crianças mais liberdade, porém mantendo uma rotina que funcione para todos! Boas férias!

para as saídas em família onde o cuidado pode ser compartilhado com sua companheira.

As crianças adoram piqueniques, então aproveite para transformá-los em verdadeiras ocasiões, bem como os chás da tarde que as crianças organizam com suas bonecas e ursos de pelúcia. Seu filho pode ajudar na escolha dos alimentos e deixe-o ajudar a montar a cesta. É provável que seu filho queira comer o que está acostumado e o passeio como um todo fica bem menos estressante do que uma visita a um café ou restaurante.

Os elementos-chave de um grande dia para uma criança são muito espaço e oportunidades para atividades físicas, coisas para ver e tocar, especialmente animais, guloseimas como sorvete, e uma lembrancinha para levar para casa. Se você conseguir combinar todas essas atrações, é bem provável que seja muito divertido.

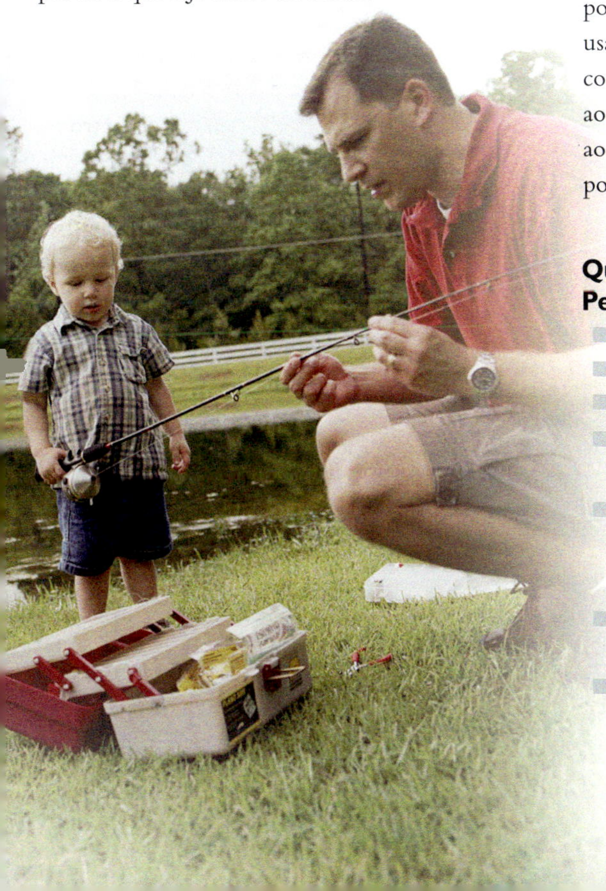

O QUE LEVAR QUANDO PASSEAR

- Fraldas, lenços umedecidos ou calças extras.
- Trocador portátil.
- Comidas e bebidas.
- Filtro solar e chapéu.
- Blusa de moletom ou capa de chuva.
- Brinquedo predileto.

É sempre possível repaginar uma excursão básica às lojas ou ao parque de forma bem pensada com antecedência. Por exemplo, pergunte ao seu filho o que pode ser acrescentado à lista de compras e procure esses itens ao chegar na loja. Ou, a visita ao parque pode ser transformada em uma exploração à vida selvagem, insetos e flores que encontrar por lá. Aprofunde a visita criando um desenho usando as folhas coletadas, ou encontre livros com as crianças fazendo atividades similares. E, ao passear com seu filho, aproveite a situação ao máximo para comunicar-se, por exemplo, pontuando os cenários e sons por onde passarem.

Quando Estiver Decidindo onde Ir, Pergunte a si Mesmo...

- Outros pais levam seus filhos nesse lugar?
- Tem fácil acesso para carrinho?
- O ambiente é favorável às crianças?
- É provável que tenha um banheiro ou trocador?
- Será que tem uma loja por perto em que eu possa comprar algo de necessidade que tenha esquecido?
- A vizinhança é segura o suficiente para evitar que meu filho se perca?
- Será que estará lotado, facilitando para que meu filho se perca?

Treinando o Uso do Pinico

Depois de um ano ou mais trocando fraldas, você começará a se perguntar quando finalmente aposentará o trocador. Agora já consegue fazer isso com os olhos fechados, mas o custo com as fraldas é caro.

Infelizmente, terá de aguentar essa tarefa por um bom tempo ainda. Não há uma idade mágica para começar o treinamento do pinico, mas a maioria das crianças não ficará sequinha durante o dia até por volta de três anos de idade. O sistema nervoso de seu filho tem de se desenvolver até o ponto em que pode reconhecer sinais da bexiga ou do intestino cheios. Então, é preciso ser capaz de controlar os músculos por tempo suficiente a fim de chegar até o pinico. Essa combinação raramente ocorre antes dos dois anos, então não há porque apressar um processo que é fisicamente impossível da criança conseguir. Você só terá de encarar uma grande quantidade de frustração, sem falar na ansiedade do seu filho bem em um momento em que você poderia canalizar a energia para outro assunto relacionado à paternidade, ou, na verdade, até mesmo relaxando.

O Começo do Treinamento

Dezoito meses é o limite mínimo para começar o treinamento, mas por volta de dois anos é uma idade mais realista. Não há regras definidas, mas parece que as meninas ficam prontas por volta dos dezoito meses ao passo que os meninos por volta dos 30 meses.

Qualquer que seja a idade que você decidir começar o treinamento, escolha um período em que você possa estar disponível para dar a seu filho o tempo e o encorajamento necessários. Se for um período de férias, de mudança de casa, da chegada de um novo bebê, deixe o treinamento para lá até que as coisas se acalmem. É importante começar o treinamento quando estiver calor e seu filho precisar usar menos roupas.

Começando de Fato

Comece usando uma linguagem simples para explicar a seu filho o que quer que ele faça. Ensine-o quais palavras devem ser usadas quando ele precisar fazer xixi ou cocô. Faça com que ele saiba que é legal fazer essas coisas no pinico.

Uma boa ideia é deixá-lo escolher um pinico na sua cor favorita. Certifique-se de que tem a base rígida para que não seja instável e que as extremidades não sejam ásperas. Para meninos, compre um com resguardo para jatos de água. Mantenha o pinico sempre no mesmo lugar, para que possa ser alcançado facilmente e não vire. Se você mora em um sobrado, é bom ter um pinico em cada andar, sempre observando se a área de uso é aquecida.

Vista roupas fáceis de serem retiradas e ensine-o a abaixar as calças. Calças específicas de treinamento podem ser úteis e são mais fáceis de retirar do que as fraldas. Elas também fazem com

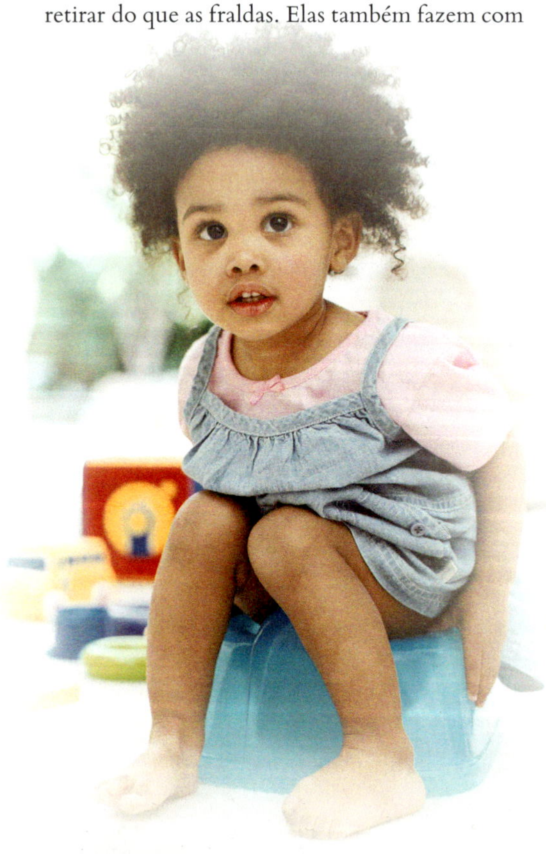

que seu filho se sinta mais velho, mais crescido. Mais tarde, leve-o para comprar com você para escolher a roupa de baixo de sua preferência.

Coloque-o no pinico regularmente, como depois das refeições e antes de sair, e fique com ele no começo. Encoraje seu filho a sentar por algum tempo – dê um livro para ele folhear ou leia uma história para ele. Se ele vir você sentando no vaso sanitário, entenderá mais rapidamente.

Se você tem um menino, não insista para que fique de pé para fazer xixi – é geralmente mais fácil sentar no começo. Se ele quiser ficar em pé, coloque um apoio para que possa alcançar o vaso.

Quando seu filho conseguir usar o pinico com sucesso, elogie-o e encoraje-o, mas não muito. Se ele não fizer certo da próxima vez, ele pode ficar bastante desapontado. Não espere resultado muito cedo e não force o assunto. Espere por acidentes ocasionais, mesmo depois de achar que seu filho já pegou o espírito da coisa e seja breve ao limpá-lo.

Se seu filho não for bem-sucedido, recusando-se a usar o pinico, ou faça xixi na calça, não fique bravo. Se ele desenvolver ansiedade quanto ao uso do pinico e houver uma guerra entre você e seu filho, deixe esse assunto para lá por uma semana ou duas até sentir que ele está pronto. Nunca implique com ele por causa disso ou force-o a usar o pinico.

Usando o Vaso Sanitário

Conforme seu filho for ficando mais velho, será preciso aprender a usar o vaso. (Algumas crianças que começam o treinamento podem insistir iniciá-lo diretamente do vaso.) Permitir que seu filho copie você, fará com que ele se acostume à ideia.

É importante que seu filho se sinta seguro e para isso é importante comprar um redutor, especialmente desenhado para essa fase. Seu filho também precisará de um banquinho forte ou uma caixa para alcançar o assento ou para descansar os pés.

TREINANDO USAR O VASO SANITÁRIO

- Deixe a criança escolher qual assento quer usar.
- Deixe-o dar a descarga se ele quiser.
- Certifique-se de que ele lave as mãos completamente toda vez que usar.
- Certifique-se de que sua filha se limpa de frente para trás.
- Não compare o progresso do seu filho com outras crianças.

Algumas crianças têm medo de caírem por água abaixo; se esse for o caso do seu filho, será melhor segurá-lo no começo.

Você deve ajudar seu filho a se acostumar a usar qualquer vaso sanitário e não só o de casa, assim, deixe-o usar quando for visitar alguém. É preciso levá-lo ao banheiro quando vocês estiverem em lugares públicos também. Mostre a ele como usar o papel higiênico, mas leve lenços umedecidos com você, pois pode não haver papel. Certifique-se de que seu filho entende os cuidados extras com a higiene em locais públicos. Ensine-o a verificar se o assento está seco e limpe-o com papel higiênico se necessário. Lembre-se de ensiná-lo a lavar as mãos completamente depois da operação.

Durante a Noite

Aprender a se manter seco durante a noite geralmente leva mais tempo do que durante o dia. Seu filho precisa reconhecer o sentimento da bexiga cheia quando dorme e responder segurando o xixi até de manhã ou acordando para ir ao banheiro. Cerca de um quarto das crianças de três anos de idade molha a cama e precisa de fraldas, então não tenha pressa de remover o protetor plástico da cama e tente não perder a paciência com acidentes noturnos frequentes.

Você pode facilitar para que seu filho se mantenha seco, certificando-se de que ele não tome refrigerantes, sucos cítricos ou bebidas

PASSEANDO

Se você está particularmente preocupado com a higiene no caso de seu filho ter de usar o banheiro público, compre uma capa plástica para cobrir o assento. Dá para usar o pinico de emergência em que tudo vai para uma sacola de material absorvente, que pode ser lacrada e jogada fora instantaneamente. Isso é ótimo para longas viagens de carro quando uma parada inesperada tem de acontecer.

com cafeína como chá, refrigerantes de cola e chocolate antes de ir para cama. Isso pode estimular os rins a produzir mais fluidos, entretanto, a bexiga tende a ajustar-se, segurando menos fluidos. É melhor que a sua bexiga aprenda a segurar uma capacidade maior.

Você pode ajudar seu filho a minimizar o próprio trabalho colocando um lençol de borracha em cima do lençol comum, deixando metade do lençol de pano. Se houver um acidente, dá para remover essa metade poupando a outra. O mais importante é ficar calmo e não fazer muito barulho por nada. É normal molhar a cama até os cinco anos de idade e ao mesmo tempo em que ficar trocando lençóis pode ser bem desencorajador, não há porque brigar com seu filho por isso. Colocar um pinico no quarto pode ajudar, e para ter certeza de que ele não tenha medo de acordar à noite, por exemplo, instale uma luz indireta.

Possíveis Problemas

Medo de dar a descarga é muito comum e pode causar problemas no treinamento. Deixe seu filho acostumar-se com a descarga gradualmente; dê a descarga quando ele sair do banheiro, mas ainda estando por perto o suficiente para ouvir. Quando isso deixar de ser uma preocupação para ele, tente fazer com que ele fique mais próximo ao dar a descarga. Tente aproximá-lo cada vez mais até que ele esteja pronto para dar a descarga sozinho. Esse medo da descarga pode muitas vezes ser traduzido no medo de que uma parte dele esteja sendo sugada por ela. Dar tchau para o cocô antes de dar a descarga pode ajudar.

Para algumas crianças, o medo do vaso resulta em "segurar" o conteúdo, particularmente o cocô, resultando em constipação. Para outros, pode levar a fazer cocô nas calças. Se o caso for esse com o seu filho, não insista para que ele use o vaso, apenas deixe-o usar o pinico até que ele esteja pronto para desistir. Dê também privacidade a ele no banheiro para que ele não se sinta envergonhado, sempre deixando claro que ele não pode trancar a porta. Deixe-o levar o tempo que precisar. Ele pode até ler um livro se quiser – isso pode ajudar a relaxar.

Uma criança que parece já estar treinada no uso do vaso, pode começar a regredir e começar a fazer xixi e cocô em lugares errados; isso pode ocorrer por conta de doença física, mudanças emocionais, por exemplo com a chegada de um irmão ou mudança de casa. Isso se resolverá normalmente quando chegar a hora. É importante ficar calmo e não fazer muito barulho por nada.

Se você descobrir seu filho brincando com o conteúdo do pinico (um acontecimento bastante comum), fique calmo e não o faça se sentir envergonhado do que fez, mas explique a ele que essa não é uma ação aceitável por muitas razões, incluindo higiene. Diga a ele que o cocô deve ficar no pinico. Distraia-o para outros interesses, providenciando materiais mais aceitáveis para a brincadeira criativa, como pintura a dedo ou massa de modelar. Se você não conseguir fazer isso, consulte seu médico.

Em algum momento, seu filho provavelmente desenvolverá interesse em saber como o sexo oposto urina. Explique a razão porque os homens ficam em pé e as mulheres sentam-se. Se sua filha, por exemplo, persistir em ficar de pé, deixe-a tentar. Depois de algumas tentativas, ela provavelmente perceberá as desvantagens.

SEGURANÇA

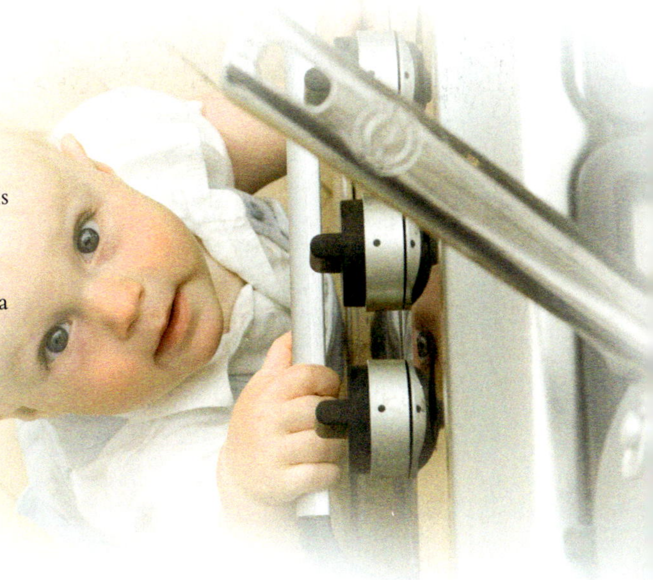

Agora que seu filho fica em pé e anda, é preciso repensar as estratégias de segurança da casa. As páginas que se seguem visam apontar as principais áreas problemáticas e as possíveis maneiras de minimizar os perigos internos e externos.

Mas há também uma advertência especial para os papais viciados no estilo Pegue e Faça – sim, é possível que isso aconteça! A segurança é uma ótima maneira dos pais usarem suas habilidades práticas para demonstrar uma atitude cuidadosa. Mas o tiro pode sair pela culatra se, na tentativa de enfatizar suas preocupações, você se tornar obcecado em fazer você mesmo tudo para seu filho, ou usar isso como uma fuga das tarefas domésticas mais desafiadoras. Acredite se quiser, há um limite na apreciação da sua companheira. Chegará um ponto em que ela preferirá que você passe algumas horas cuidando de seu filho do que montando o terceiro portão no mesmo lance de escadas enquanto ouve um jogo de futebol.

Acidentes internos e externos são a causa mais comum de morte e ferimentos entre crianças pequenas, portanto é vital proteger seu filho do perigo. O truque é fazer isso sem reprimir a curiosidade natural e a crescente independência.

Alguns acidentes podem acontecer em qualquer idade – como escorregar em um tapete ou em um chão encerado; outros dependem do nível de desenvolvimento da criança – seu filho tem de ter pelo menos dois anos para conseguir destampar garrafas e beber seu conteúdo. Ao mesmo tempo em que é impossível manter sua casa totalmente à prova de acidentes, ou ficar de olho em seu filho 24 horas por dia, é preciso estar um passo à frente de seu filho para garantir as medidas de proteção necessárias em sua casa. Não se pode esperar que uma criança com menos de três anos de idade entenda e se lembre de tudo que você contar a ela sobre perigo e segurança. Mas conforme ela for crescendo, o nível de entendimento é proporcional e você pode ensinar a ela sobre prevenir perigos e acidentes simples.

VAMOS CONVERSAR SOBRE SEGURANÇA

Sua companheira quer que você assuma a questão da segurança na sua casa, mas faz com que você se sinta um criminoso toda vez que vir você segurando a caixa de ferramentas. Assim, tarefas importantes acabam sendo mal feitas ou nem mesmo sendo feitas em absoluto, e se seu filho sofrer um acidente, quem levará a culpa? O primeiro passo para resolver o problema é escrevendo uma lista de coisas a serem feitas. Depois, entrar em acordo quanto às prioridades. Ao olhar para essas questões de forma objetiva, talvez pareça que há muito a fazer e não seria melhor pagar uma profissional para fazer tudo em um dia? Caso contrário, uma boa ideia é entrar em um acordo sobre um dia na semana para cumprir essa função, digamos entre 9 e 10 horas da manhã em um domingo. Você vai ticando os itens da lista até terminar todos.

Mantendo seu Filho Seguro

Entre 15 meses e dois anos de idade, é provável que seu filho esteja andando de forma confiante, subindo em tudo. Ele abrirá gavetas e porta de armários, ficará fascinado com a água, e agarrará e empurrará coisas como tampas de chaleiras, bules em cima da mesa e toalhas de mesa. Seu filho não tem noção do perigo, e começará a copiar muitas das suas ações. Se ele vir você fumando ou tomando bebida alcoólica, por exemplo, pode ficar tentado a fazer o mesmo.

Dos 15 aos 18 meses, seu filho pode entender instruções simples e o significado da palavra "não", se dito com voz bem firme. Tome cuidado, entretanto, para não abusar dessa palavra para qualquer ação, pois seu filho pode acabar ignorando quando estiver realmente em perigo. Seu filho pode também aprender as consequências de algumas de suas ações – tais como, se tocar algo quente, se machucará.

Aos três anos de idade ele entenderá e se lembrará do significado do perigo. É nessa fase que você começará a ensiná-lo a agir com segurança; entretanto, nunca se deve subestimar a capacidade de compreensão de seu filho. Ele não tem a experiência de calcular o perigo de forma precisa, mesmo se parecer maduro para a idade.

Nem sempre é fácil seguir o caminho do meio, mas superproteger seu filho pode ser tão perigoso quanto subproteger. Se seu filho não puder fazer nada sozinho por medo de que se machuque, ele pode ficar rebelde, arriscando-se de forma desnecessária ou ficar nervoso, aumentando a probabilidade de um acidente.

PERIGOS EVITÁVEIS

Uma casa contém muitas fontes potenciais de acidentes para as quais é preciso ficar atento. A maioria dos acidentes é evitável, mas crianças, com sua curiosidade ilimitada e a agilidade recém-descoberta, precisam de muita proteção.

Sufocamento e Estrangulamento

Conforme seu filho for crescendo, o perigo de sufocamento vai diminuindo, mas ele ainda pode engasgar com pequenos objetos e até mesmo alimentos. Até os cinco anos de idade, não dê balas duras ou grãos inteiros, amendoins podem ser especialmente perigosos se inalados, além de conterem óleo de amendoim que podem danificar os pulmões.

Cuidado para não deixar por perto objetos pequenos que podem ser engolidos por seu filho. Verifique se os brinquedos não possuem partes removíveis. Dê atenção especial às baterias redondas, pois elas contêm mercúrio que pode vazar se engolido. Se seu filho engolir uma, leve-o ao pronto-atendimento mais próximo imediatamente.

Certifique-se de não haver fios soltos por perto, para não serem enrolados no pescoço. Não deixe fios pendurados e use condutores sempre que possível. Não deixe seu filho vestir roupas com cordões ao redor do pescoço.

Mantenha bexigas, sacolas de polietileno e de plástico longe de seu filho – ele pode enfiar dentro da boca e engasgar ou sufocar.

Queimaduras e Ferimentos Químicos

A pele das crianças é mais fina do que a de um adulto, assim eles podem se queimar com temperaturas mais baixas. Não deixe bebidas quentes ou pratos com alimentos quentes ao alcance de seu filho. Ao cozinhar, vire os cabos das panelas para o lado de dentro do fogão. Fogões de mesa podem evitar que seu filho puxe a panela para cima dele.

Detergente em cápsulas pode conter alcalinos concentrados. Não deixe seu filho segurá-los; se ele apertá-los forte, podem estourar e espirrar álcali nos olhos, causando ferimentos.

Mantenha a temperatura da água quente entre 36°C e 37°C, para ajudar a evitar queimaduras. Não é uma boa ideia deixar uma garrafa de água quente perto da cama de seu filho.

Mantenha uma proteção da lareira fixa em frente ao gás, e na frente da abertura ou de toras queimando. Não use lareiras móveis, pois podem ser derrubadas; nem deixe espelhos pendurados acima das lareiras. Coloque detectores de fumaça no teto de cada andar da casa. Compre detectores aprovados pelos padrões de segurança e siga as instruções do fabricante para colocá-los. Teste-os regularmente para ter certeza de que estão funcionando e troque as pilhas sempre que necessário ou pelo menos uma vez por ano.

Mantenha os fósforos e isqueiros fora do alcance.

Afogamento

Uma criança pode se afogar com pouca água, assim nunca deixe seu filho sozinho na banheira, mesmo que por alguns minutos. Se o telefone ou a campanhia tocar, ignore e tire a criança do banho antes de atender.

Não deixe baldes de água por perto – seu filho pode cair dentro deles e não conseguir sair.

Sempre supervisione seu filho caso ele esteja brincando perto de água ou lagos sem cerca e mantenha esses lugares cobertos até ele crescer mais.

Cortes e Arranhões

Vidro fixo ou ao alcance das crianças em armários baixos podem quebrar se seu filho der uma trombada nele. É melhor, portanto, substituir esse tipo de material por vidro blindado ou madeira compensada. Ou cubra o vidro com filme de acetato; isso não impedirá que o vidro quebre, mas manterá os cacos unidos, reduzindo o risco de um sério acidente.

Se você tem um triturador de papel em casa, mantenha-o desligado e fora do alcance e nunca permite que a criança o use, mesmo com supervisão direta.

Envenenamento

Mantenha produtos nocivos trancados, tais como produtos químicos, remédios e materiais de limpeza ou coloque-os onde seu filho não consegue alcançar.

Deixe os remédios e outros produtos que potencialmente podem fazer mal em recipientes com lacres resistentes a crianças, mas lembre-se de que eles não são à prova de criança. Não deixe cápsulas na sua bolsa ou nos bolsos e nunca se refira à medicação como sendo doce.

Coloque plantas venenosas bem fora do alcance das crianças e ensine-os a não comer ou pegar qualquer coisa do jardim sem pedir primeiro.

Tombos e Quedas

As janelas devem ter travas para evitar que a criança possa abri-las com mais de 10 centímetros. Entretanto, certifique-se de que você ainda conseguirá abri-las facilmente em caso de incêndio. Peitoris não devem ser acessíveis, nem se pode sentar neles. Se puder, mude a mobília como camas e cadeiras de lugar para que não fiquem diretamente debaixo das janelas.

Os chãos não podem ser escorregadios e capachos não devem ser usados em chãos encerados. Tente limpar o piso molhado imediatamente.

A mobília deve ser estável e não inclinar com facilidade. Cadeirões devem ser fortes com alças e fechos. Você não pode permitir que seu filho fique de pé no cadeirão.

Coloque cantoneiras nas extremidades das mesas. Ter objetos pequenos e ornamentos do alcance das crianças.

Coloque portões de segurança no topo e no pé das escadas. Retire-os apenas quando seu filho andar de forma confiante para cima e para baixo sem muito risco de queda. Ensine-o que não se pode pular, enfiar-se dentro, engatinhar por baixo ou saltar de corrimãos. Se necessário, cubra-os com madeira ou rede.

Choques e Queimaduras Elétricas

Tomadas elétricas modernas são desenhadas para não dar choque, mas se o acesso for fácil, coloque protetores. De qualquer forma, deve-se ensinar a criança a não colocar o dedo nem enfiar objetos nas tomadas e prenda os espelhos de luz com fita adesiva para que fiquem fixos.

Veja também se você não possui fios elétricos descobertos e se sua fiação não é muito velha, pois isso pode causar incêndio.

Evite comprar produtos elétricos em lojas ou mercados de segunda mão, pois não há como garantir a segurança.

SEGURANÇA EXTERNA

Assim como medidas devem ser tomadas em casa, quando a criança brincar na rua ou ir à casa de alguém, também se deve tomar certas precauções.

SEGURANÇA NO SOL

Embora crianças precisem de sol e ar fresco para se manterem saudáveis, é preciso proteger seu filho da superexposição ao sol. A queimadura do sol é bastante dolorosa, como também aumenta o risco de se contrair câncer de pele mais tarde. Quanto mais forte o sol, maior o perigo.

Mantenha seu filho longe do sol se ele estiver muito forte – geralmente entre 11 da manhã e 3 da tarde. Sempre proteja a pele dele com filtro solar especialmente formulado para crianças. Reaplique-o com frequência, especialmente depois de nadar. Use filtro à prova d'água para entrar na água.

Sempre encoraje seu filho a brincar na sombra, mas observe superfícies que contenham neve, areia, concreto e vidro, pois podem refletir os raios solares. As crianças também podem se queimar em dias nublados no verão.

Não deixe seu filho usar óculos de sol baratos – é preciso proteger os olhos com óculos com filtro ultravioleta.

Se seu filho se queimar com o sol, refresque-o em uma banheira tépida, no chuveiro ou com compressas frias. Aplique loção de calamina ou hidratante pós-sol. Não estoure as bolhas. Mantenha-o hidratado e deixe o paracetamol por perto. Deixe seu filho dentro de casa.

Se seu filho tiver queimaduras severas, calafrios ou febre ou vômito, procure um médico.

SEGURANÇA NA RUA

Ao levar seu filho para passear, use mochila coleira, use rédeas ou segure firme as mãos dele para que não saia do seu lado. Se ele estiver no carrinho, sempre coloque o cinto de segurança, cuide para não encher o carrinho com as compras senão ele pode tombar. Ensine-o sobre segurança na rua por meio do seu exemplo: atravesse de forma segura e explique porque é preciso parar, olhar e ouvir antes de atravessar. Ensine-o a obedecer as cores verde e vermelho do farol de pedestre. Não deixe a criança se aproximar da rua ou atravessá-la sozinha.

NO CARRO

Sempre obedeça a lei quanto ao uso das cadeirinhas. Veja se o assento do seu filho está bem encaixado de acordo com as instruções do fabricante. Se tiver dúvidas, peça ajuda de um profissional e não se esqueça de instalar travas de seguranças na porta. Isso é prioritário.

Nunca deixe a criança passear em qualquer carro, como carros de amigos ou alugados sem os acessórios adequados

Air-bags infláveis no banco da frente do carro oferecem muito perigo a crianças pequenas. Se inflarem, podem sufocar ou machucar as crianças. Se seu carro tem esse acessório, sempre coloque a cadeirinha no banco de trás. Nunca deixe seu filho sozinho no carro, nem por alguns minutos.

NO PARQUE INFANTIL

Seu filho precisa da experiência de brincar ao ar livre como parte do crescimento, mas será necessário estar atento aos riscos em potencial, como equipamentos fora dos padrões de segurança, sujeira de animais e lagos. Sempre que possível, deixe-o correr ao ar livre.

Verifique se o solo do parque é macio e ensine seu filho a não correr na frente de balanços ou gira-giras.

Ensine seu filho a não se aproximar nem brincar com cachorros estranhos sem permissão.

NO JARDIM

As crianças adoram a liberdade de explorar um jardim e é possível que adorem ajudá-lo a cuidar dele também. Mas assim como em casa, algumas precauções em termos de segurança devem ser tomadas para garantir que seu filho brinque sem riscos de acidentes.

Mantenha as crianças longe de fogueiras ou churrasqueiras; limpe as fezes de gato ou cachorro assim que as vir; prenda as tampas de lixeiras para que seu filho não as abra e trave todas as escadas portáteis para que ele não suba. Se seu carro está estacionado perto do jardim, certifique-se de que a criança não se aproxime dele quando estiver em movimento ou se você estiver o consertando.

9

Meu Novo Melhor Amigo

Momentos a Dois

Seu bebê mais velho é agora uma criança de verdade. Nessa etapa atinge a chamada fase dos "terríveis dois anos" – essa fase na verdade começa aos 18 meses – e é aí que começa a ter frequentes chiliques. É um período fascinante para os pais, pois começam a ver os primeiros sinais da personalidade emergente de seu filho. É uma fase em que seu filho começa a falar e a andar com confiança e você começa a sentir um relacionamento entre três pessoas. Agora você tem um melhor amigo.

Construindo um Relacionamento

Muitos papais que trabalham o dia todo não possuem um relacionamento adequado com seus filhos. Mas pesquisas mostram que o fato da mãe trabalhar fora, não interfere na ligação com seus filhos se comparadas às mães que ficam em casa cuidando deles o tempo todo. O fator-chave está na mãe que trabalha fora dar a atenção positiva, focada na criança o tempo todo em que está em casa. E não há motivo para que essa abordagem não funcione também para os pais que estão na mesma situação.

Praticamente, tudo o que seu filho faz envolve algum tipo de aprendizagem e ele influencia-se por seu comportamento desde muito cedo. Ele é inacreditavelmente curioso e valorizará todos os seus ensinamentos, então é uma boa ideia investir nessa parte do relacionamento, por exemplo, levando-o para explorar a natureza e aprender sobre plantas e animais em primeira mão. Você se verá com frequência viajando de volta à infância, redescobrindo o interesse e o prazer possível nas coisas mais simples da vida, algo que muitos adultos se esquecem.

Você atingirá um nível mais íntimo de interação se você puder fisicamente descer ao nível dele brincar – literalmente sentando ou deitando no chão com ele, e relaxando juntos. Também, é mais comum que as mamães prefiram abster-se de brincadeira mais violenta do que os papais, então tire o máximo proveito dessa oportunidade de criação de vínculos com uma boa e velha luta, jogos de bola e de pega-pega.

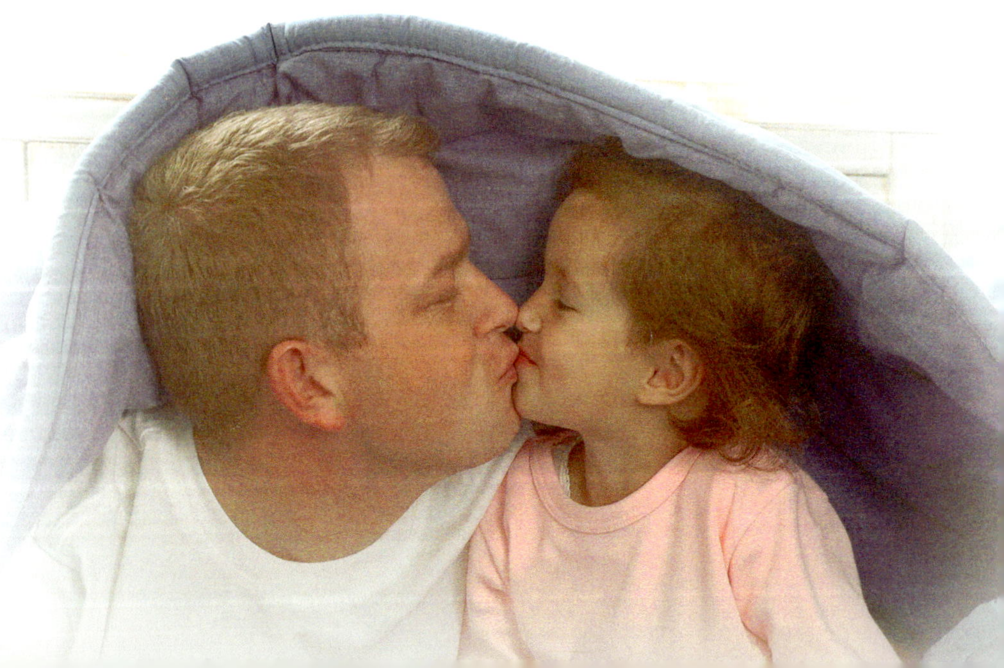

Por outro lado, brincar de livros de colorir pode ser uma brincadeira silenciosa, altamente concentrada, que aproxima pais e filhos tanto física quanto mentalmente, e pode ser surpreendentemente relaxante. Isto é, até vocês começarem a brigar para ver quem usa o lápis vermelho primeiro ou se a princesa fulana de tal tem cabelo castanho ou louro. Da mesma forma, o uso de quebra-cabeças pode ser bem útil ao desenvolvimento.

Outra maneira legal de construir conexões com seu filho é cozinhando para ele regularmente. Escolha receitas juntos e chame-o para ajudá-lo na cozinha. Ele realmente notará essa quebra na rotina e se lembrará dos seus esforços. Espera-se que coma tudo e aguarde com ansiedade a próxima sessão de culinária com o papai.

Fora de casa, fique de olho em que aulas pode levar seu filho, como balé ou ginástica. Eventos da semana como esse, construirão um vínculo único entre você e seu filho, além de permitir que conheça outros pais, dando uma folga à sua companheira.

Geralmente é a mãe quem leva os filhos a festas de aniversário enquanto o papai faz reparos na casa, ou no carro ou lê o jornal, incapaz de encarar uma conversa fiada. Mas quanto mais esforço fizer para participar dessas ocasiões, mais fácil elas ficarão. Então por que não arriscar? A família toda poderia ir a princípio e em outro momento só você e seu filho. Logo você criará laços com outros pais – que se sentem da mesma forma que você – e seus filhos. Você verá e ouvirá o que acontece com eles, aprenderá dicas sobre cuidados com seu filho e, de forma bem simples, fará amigos. As festas infantis podem se tornar uma importante parte do seu desenvolvimento como pai, e uma grande maneira de aliviar a pressão com pessoas que entendem seu ponto de vista. Finalmente, você começará a esperar ansiosamente por elas.

O que seu Filho Pensa de Você?

Peça que seu filho imite você. O que ele faz? Você provavelmente ficará surpreso ao ver e ouvir seu filho fazendo algo que nem tinha ideia que fazia parte do seu comportamento diário, ou certamente não o suficiente para ser uma característica de definição! Esse é um exercício bem simples, mas que pode ser bem esclarecedor, sem falar em humilhante ou preocupante. Um pai observou, horrorizado sua filha andar pela casa batendo os pés com o rosto parecendo um trovão, gritando: "Que diabos está acontecendo por aqui?". Em outras palavras, é melhor não experimentar isso na frente de novos amigos ou vizinhos.

Mostrando Carinho

Esse não é um assunto que deixa todos os papais confortáveis, tendo perdido esse sentimento "feminino" no decorrer dos anos. Se seu filho chegou aos dois anos de idade e você ainda tem dificuldade de mostrar as emoções, então realmente é preciso lidar com esse assunto. Esse é um período para deixar de lado qualquer inibição, e claramente demonstrar para seu filho que você o ama, que adora estar com ele, que você vai ouvi-lo e levá-lo a sério. Você tem de dizer mesmo que ama seu filho, tornando isso um hábito recorrente por toda a relação.

Você pode mostrar seu carinho de maneira bem simples, seja com um sorriso, muitos abraços, segurando as mãos, ou simplesmente fazendo coisas juntos. Pense em quanta importância damos à linguagem corporal de outros adultos para decidir se gostam de nós ou aprovam o que fazemos. Que sinais corporais você está enviando ao seu filho em desenvolvimento?

O contato físico por meio da rotina diária como limpar, dar banho ou até mesmo escovar os dentes do seu filho, fornece inúmeras oportunidades para mostrar o quanto você se importa. Trata-se de construir confiança e proximidade, assim como se deve fazer com um recém-nascido.

Agora já está claro que o objetivo principal do seu filho é tirar proveito máximo da diversão diariamente, isso inclui o desenvolvimento do senso de humor. Você perceberá isso na primeira vez que ele oferecer um brinquedo a você e depois puxá-lo; ou pular no seu colo quando você levantar sem deixar você se sentar de novo. Isso é bom, pois rir, é claro, é uma grande ferramenta de intimidade para todos nós. Dá a você um novo nível de comunicação com seu filho e uma injeção extra de diversão na brincadeira.

Você também pode mostrar afeição simplesmente estando com seu filho em ocasiões importantes para ele. Planeje suas férias anuais a fim de ter tempo suficiente para passar com a família fazendo viagens especiais, participando dos aniversários e eventos escolares.

Tente estar com ele em todas as importantes "primeiras vezes", como o primeiro corte de cabelo, o primeiro dia na escola, o primeiro passeio de trem ou a primeira ida à biblioteca. Essas ocasiões criam lembranças especiais para ambos, especialmente se você se lembrar de levar a câmera fotográfica. Você pode usar as fotos para criar mini-álbuns ou álbuns de recorte juntos.

Mas, ao mesmo tempo, você não deve pensar que precisa constantemente entreter seu filho com um enorme sorriso de palhaço no rosto. Você merece uma folga ocasional, então não fique mal por deixá-lo brincando sozinho – uma habilidade importante no desenvolvimento infantil – enquanto você se senta no mesmo quarto para ler o jornal ou um bom livro.

VAMOS CONVERSAR SOBRE CONSTRUIR LEMBRANÇAS

Ficar longe de casa o dia todo pode ser particularmente difícil para os papais durante a primeira infância de seu filho, pois ele está se desenvolvendo em tantas áreas e você sente estar perdendo tudo isso. Uma grande maneira de manter-se atualizado é criando um álbum de recorte com seu filho. Fale com sua companheira sobre isso, pois só funcionará com o apoio dela. Comece no final de semana e peça para seu filho continuar durante a semana. Com o encorajamento da sua companheira, sempre que seu filho fizer algo engraçado ou significativo que ele desejar compartilhar com você, pode ser registrado com uma lembrança no livro. Você pode ficar a par das atividades quando chegar em casa, e folhear o livro quando estiverem juntos.

Se Outro Bebê Vier...

Uma segunda gravidez pode fazê-lo pensar que as coisas serão mais fáceis dessa vez. Definitivamente, não é o caso! Você terá mais experiência e, portanto, ficará mais relaxado com a questão de cuidar do recém-nascido. Mas é impossível prever a personalidade do seu próximo filho e compará-lo com o primeiro – será que dormirá melhor ou pior?

Cuidar de dois bebês é sem sombra de dúvidas uma tarefa mais estressante, mais barulhenta e exaustiva e toma muito mais tempo do que cuidar de um. Ao mesmo tempo, há também o dobro do amor e da felicidade no lar, e embora você jure nunca mais ter outro filho, quando ele começar a crescer, você começará a sentir saudades dos meses iniciais e ainda se perguntar se não dá para encaixar o terceirinho.

Uma importante parte do preparo para o segundo filho é garantir que o primeiro aceitou bem a ideia. Isso não será fácil. Como você se sentiria se sua esposa dissesse que terá um segundo marido, ou se seu chefe contratar uma segunda pessoa para sentar bem ao seu lado e fazer exatamente o que você faz?

Espera-se que vocês tenham planejado com antecedência e lidado com todas as prioridades domésticas relacionadas ao seu filho antes dos últimos estágios da gravidez. Desafios como o uso do pinico e dormir a noite toda serão mais difíceis de lidar quando se tem um segundo filho para cuidar. O ideal é evitar outra grande mudança na vida de seu filho até ele se acostumar com o bebê.

Depois do nascimento, dê um presente a seu filho "vindo do bebê", e deixe alguns preparados para quando amigos ou familiares vierem com presentes ao novo bebê. Isso dá segurança a seu filho e ele não se sente excluído, você pode pedir às visitas para darem mais atenção e carinho ao seu filho quando vierem conhecer o bebê.

É bem provável que haja uma regressão no comportamento do seu filho e ele passe a agir mais como bebê quando seu irmãozinho ou irmãzinha entrar em cena. Ele sente que está perdendo a atenção, o que é surpreendente dada tamanha atenção dispensada desde o dia

VAMOS CONVERSAR | SOBRE DAR A NOTÍCIA

Quando a gravidez se confirmar, é uma boa ideia conversar sobre isso com seu filho. Sua companheira está indubitavelmente concentrada na gravidez e em como está se sentindo – sem ajuda alguma e com uma criança exigente na barra da sua saia o dia todo. Mas esse é um assunto importante. Nove meses é um período longo para seu filho esperar por um irmão ou irmã, mas não é algo para se deixar para a última hora. Converse com outros pais sobre as experiências deles, e planeje como contará a notícia. Após contar ao seu filho, você pode começar a construir níveis de interesse e aceitação ao abordar o assunto do nascimento como uma família unida.

A História de Tony

Nas primeiras três semanas após o nascimento, nossa filha adorava o novo irmão, mas a novidade perdeu a graça quando ela percebeu que ele veio para ficar. Durante a visita dos meus pais, a ouvi ter negociações sussurradas com a vovó, perguntando se eles não podiam levar o menino. Em outro momento, ela perguntou-me se ele poderia ser jogado no lixo. Quando perguntei o porquê, ela disse: "Porque ele é lixo". Mas as coisas mudaram depois de alguns meses. Ela se apaixonou totalmente por ele e tem sido assim desde então.

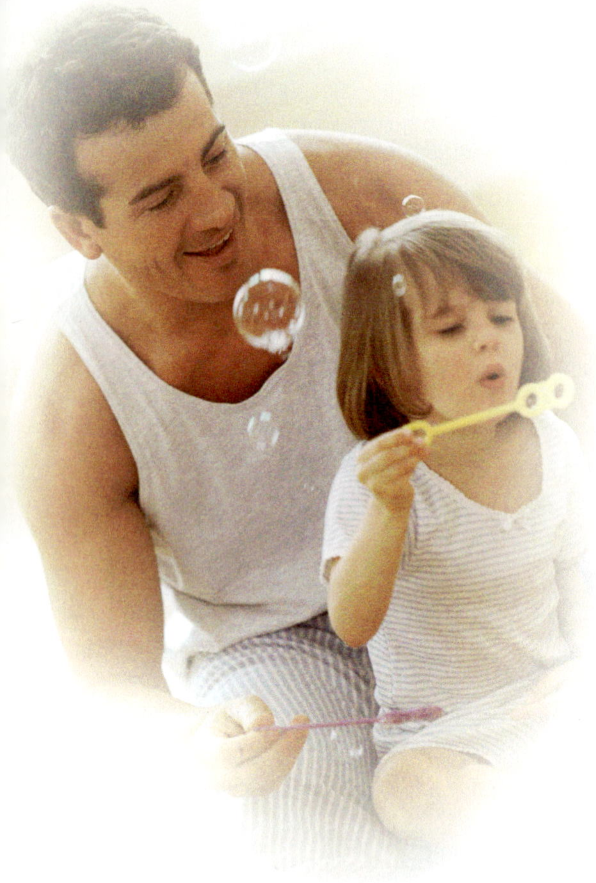

do nascimento. De repente, há um clima de competição e ele se sente abandonado quando os pais estão cuidando do bebê.

Os papais têm um papel importante para o equilíbrio familiar nesse momento desafiador. A mamãe estará fortemente concentrada no bebê, especialmente ao amamentar, então é preciso dedicar mais tempo ao filho mais velho, mesmo que atrase a sua intimidade com o bebê. Algumas crianças começam a falar como bebê, outras começam a fazer xixi nas calças ou a exigir chamego no meio da noite, especialmente se o bebê estiver dormindo no seu quarto ou na sua cama.

Seu filho pode ficar violento com o bebê. Se isso acontecer, deixe claro que ele está errado, mas não exagere na reação. Geralmente, é melhor não deixar seu filho sozinho com o bebê até ele começar a se sentir feliz e a fase da regressão tiver passado. Do contrário, não há muito que fazer. Apenas procure passar um tempo exclusivo com seu filho diariamente, sempre fale o quanto ele é especial e quanto você o ama, mas explique que o bebê precisa mais da sua ajuda até conseguir se cuidar melhor. Peça para seu filho ajudar a cuidar do bebê para que se sinta como gente grande na família. E lembre-o de como ele é esperto por ser capaz de fazer tantas coisas que o bebê não consegue, e que depois ele ensinará ao bebê a abrir a porta e jogar futebol. Finalmente, seu filho perceberá que tem um companheiro de brincadeiras na verdade, disponível 24 horas por dia, que copia todo movimento que ele faz e geralmente o adora.

A História da Matt

Minha filha passou por uma fase bem estranha, recusando-se a vestir outra coisa além de vestidos. Ela gritava e brigava se tentássemos nos aproximar de calças, ou até mesmo uma saia – e estávamos no meio do inverno. Finalmente desistimos de brigar com ela e começamos a procurar vestidos de lã grossos com calças de lã. Mas sua reação começou a contagiar o irmão mais novo que também começou a ficar voluntarioso sobre suas roupas. Ele se recusava vestir um moletom com desenhos de dinossauros e no final acabamos dando para outra criança. Estranhamente, o garoto para quem demos o moletom, também não quis vesti-lo.

Meninos e Meninas

Alguns papais sentem-se desapontados por seu filho não ser do sexo masculino. Mas há realmente uma diferença ou nós só os tratamos de forma diferente, finalmente produzindo características diferentes? Por exemplo, pesquisadores observam que os pais têm menos probabilidade de ajudar um garoto que chora ou sente dor do que uma garota na mesma situação. Talvez seja porque os pais protegem mais as meninas, mas acham que os meninos devem "se virar". Em um nível simplista, pode-se imaginar que os meninos aprendem a esconder as emoções e a tolerar a dor ao passo que as meninas crescem com maior probabilidade de mostrar as emoções e expressar os sentimentos.

Diz-se que os meninos são mais lentos que as meninas, e geralmente gostam mais de jogos, brinquedos e veículos mais práticos e mecânicos, bem como brincadeiras mais físicas. As meninas parecem estar mais interessadas em brincadeiras mais interativas ou com suas bonecas, ou brincando de teatro – geralmente vestidas de princesas.

Diz-se que as garotas brigam melhor do que os garotos, pois usam armas psicológicas inteligentes contra suas vítimas em vez da força bruta, geralmente associada à agressividade masculina. Muitos homens aprenderão essa lição bem antes de se tornarem pais!

Então, é difícil pontuar quais traços de personalidade são naturais e quais são da criação. O que é claro é que os pais têm enorme influência no desenvolvimento de seus filhos, e que seja qual for o gênero, precisamos respeitá-los como indivíduos e tratá-los como tais.

Maximizando o Tempo em Família

A maneira como você se sentia sobre o trabalho antes do nascimento do seu filho, será definitivamente reavaliada agora. Qualquer que seja a forma de olhar para isso, verá que o trabalho rouba o tempo que poderia passar com seu filho.

Existe a possibilidade de flexibilizar as horas de trabalho? Isso significaria ser capaz de lidar com emergências de menor porte em casa sem ter de tirar férias ou perder dia pago de trabalho, sem falar em precisar contar com a boa vontade de seus colegas de trabalho.

Você também pode usar esse tempo para levar seu filho à escola. Essa é uma boa maneira de encontrar outros papais que moram por perto e desenvolver uma rede informal de apoio e suporte, dando rostos aos nomes dos amigos que seu filho sempre fala a respeito. De repente, você se vê

VAMOS CONVERSAR SOBRE FAZER O SEU TRABALHO

Sua companheira ficará bem de olho em quanto tempo você passa no trabalho, pois os dias em casa com o bebê parecem bem longos. Enquanto isso, você também se sente pressionado por colegas que esperam que você trabalhe as mesmas horas de antes. Lá no fundo, sua companheira sabe da importância do seu trabalho para a família como um todo, mas ao mesmo tempo ela precisa sentir que seu coração está no lugar certo. Você precisa fazer tudo que pode para chegar em casa em uma hora decente, ficando o mais próximo possível das horas oficiais de trabalho. Assim, quando estiver trabalhando, almeje o máximo de impacto visual possível durante as horas de trabalho, a fim de evitar iniciar o trabalho cedo e terminar tarde. Use o tempo que leva para ir e voltar do trabalho para colocá-lo em dia ou fazer algo extra, e tente fazer algo que fará com que seja notado. Usar o computador no caminho do trabalho pode ser uma ótima forma de pensar em novas ideias ou resolver questões difíceis.

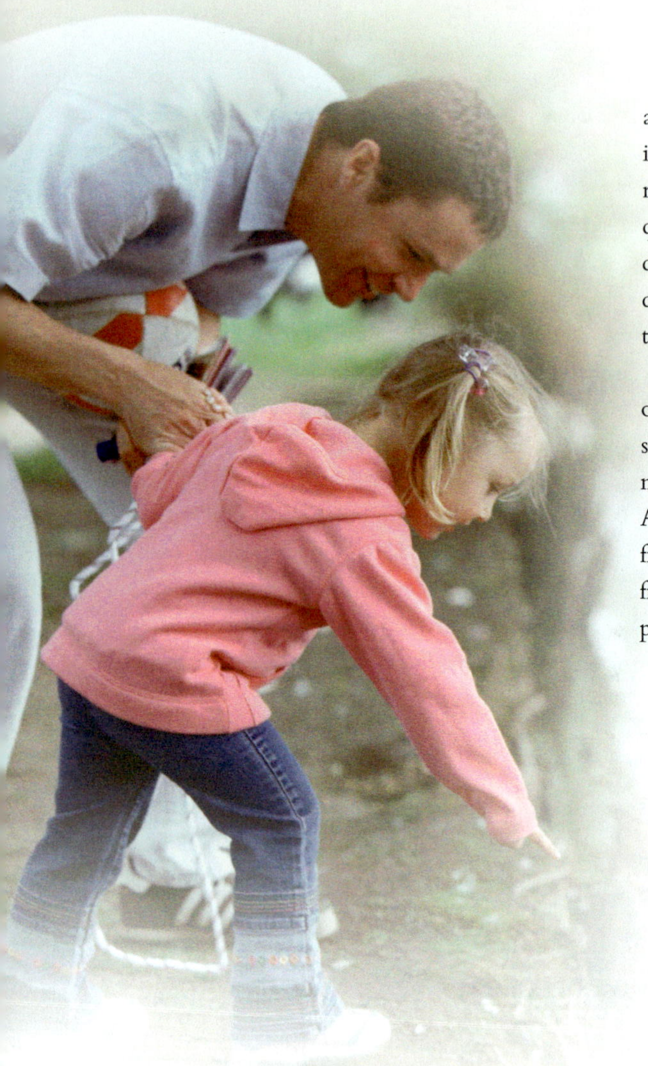

abrindo um nível totalmente novo de conversa e interação com seu filho. Certifique-se de trocar as roupas de seu filho e dar o café da manhã para que possa realmente ter um papel ativo na rotina diária dele. E, é claro, isso dá uma folga a sua companheira em relação à correria da escola, e talvez até uma hora a mais de sono.

Quando sentir ter realmente maximizado o tempo que passa com a família na sua rotina semanal, o próximo passo é aproveitar isso ao máximo. Mas isso depende mesmo de você. Apenas não se esqueça de conseguir tempo nos finais de semana para passar sozinho com seu filho, reforçando os vínculos e dando espaço para sua companheira se recuperar.

A História de Mike

Eu trabalhava fora o dia todo e chegava em casa bem na hora em que minha filha estava indo dormir. Pensava que essa organização estava indo bem, mas aos poucos comecei a perceber que tinha que chegar mais cedo em casa. Na hora de dormir, ela geralmente estava exausta e chorosa, e minha esposa também. Outros pais já haviam me avisado que a vida doméstica viraria um caos no começo da noite, pois o estresse tomaria conta de todo mundo. Discuti com minha esposa e criei coragem para falar com meu chefe. Consegui mudar as minhas horas de trabalho o suficiente para chegar em casa meia hora mais cedo. É impressionante quanta diferença pode haver em tão pouco tempo. Agora eles ainda não estão na fase do choro e consigo passar um pouco mais de tempo de qualidade com minha família.

10

Mudanças no Comportamento

Servindo de Exemplo

Você já se imaginou sendo o modelo de alguém? Você tem um irmão ou irmã mais novo que sempre se espelhou em você, ou você administra uma equipe, que segue seus passos no trabalho? Já lhe ocorreu que você provavelmente será o modelo mais importante na vida do seu filho? É uma possibilidade assustadora e consequentemente a maioria dos papais, na verdade papais e mamães, evitam o assunto e não analisam realmente como seu comportamento influencia o do seu filho – até ser tarde demais e nada poder ser feito sobre isso.

E não se trata de algo importante apenas para sua família, mas sim para a sociedade como um todo. Se todos os pais fossem excelentes modelos, quantas mudanças boas poderiam ocorrer na sociedade nos últimos 20 anos? Mas se todos os pais fossem terríveis modelos, será que você iria querer viver nessa sociedade?

Mesmo no início da primeira infância, você notará seu filho imitando você, seja mexendo a colher em uma tigela vazia ou copiando seus espirros. Ele aprende com você da forma mais básica – mas é copiando que aprendemos tudo. Seu filho continuará copiando e aprendendo com você durante a infância e a adolescência, o que coloca um fardo pesado nos seus ombros. E o papel de ser um modelo ficará cada vez mais difícil se você começar com o pé esquerdo para depois tentar corrigir as impressões dadas quando seu filho já tiver internalizado tal comportamento.

Desenvolvendo Diretrizes

O primeiro lugar que a maioria dos homens buscará ajuda nessa área é no exemplo dos próprios pais – como eles serviram de modelo? Mas com frequência, no decorrer da sua vida, muitas outras influências acontecerão, ou as qualidades estarão tão impregnadas no seu caráter que será difícil decidir quais exatamente foram

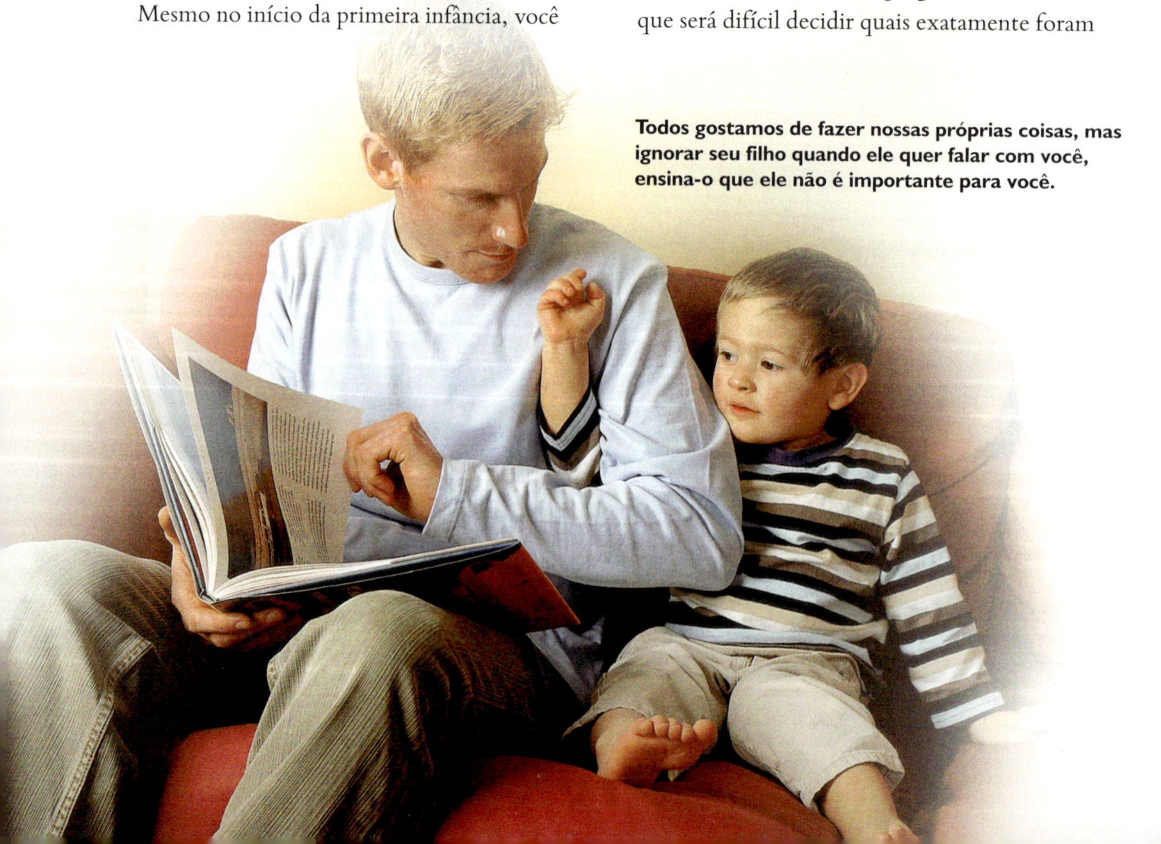

Todos gostamos de fazer nossas próprias coisas, mas ignorar seu filho quando ele quer falar com você, ensina-o que ele não é importante para você.

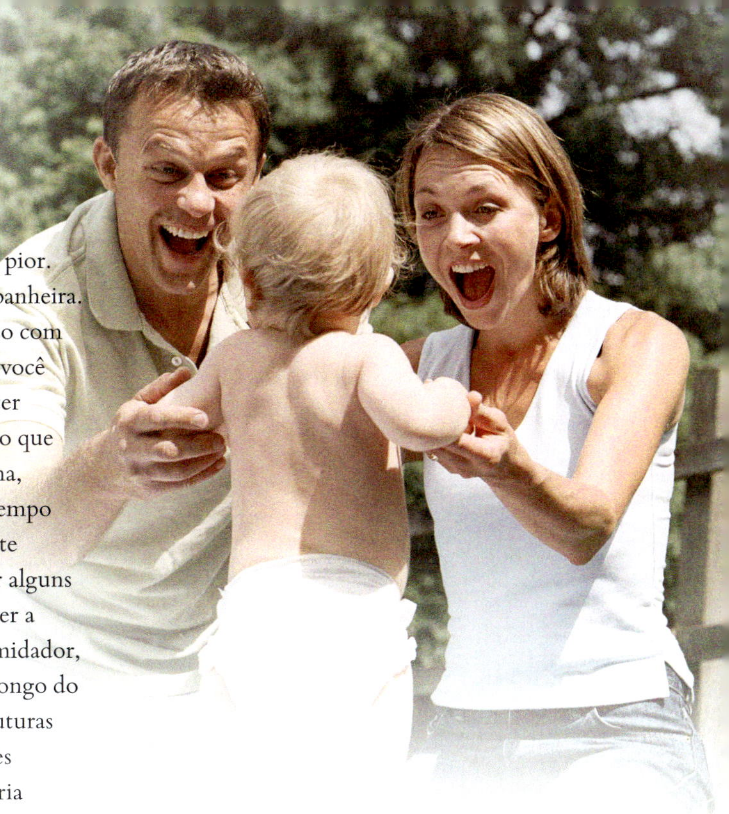

herdadas de seu pais – para melhor e para pior. Um bom começo é perguntar a sua companheira. Mesmo que ela não tenha falado sobre isso com você antes, ela tem uma percepção sobre você e sua família, e sobre quais traços de caráter você puxou de seu pai, quer você goste do que ela tem a dizer ou não! De qualquer forma, você pensará sobre esse assunto por um tempo considerável, algo que você provavelmente ainda não fez até hoje. Mas é essencial ter alguns princípios norteadores para se ater ao viver a paternidade. Não um plano rígido e intimidador, mas diretrizes a serem desenvolvidas ao longo do processo, para a formação de bases e estruturas sólidas na vida de seus filhos, para que eles possam partir delas para formar sua própria personalidade.

Um jeito de começar a pensar sobre isso é escrevendo as qualidades-chave que você gostaria de ver em seus filhos quando adultos. Depois escreva uma lista com as suas próprias qualidades. Dá para compará-las? Nesse estágio você pode tentar arriscar ser ridículo mostrando a sua companheira as duas listas e perguntando se ela concorda. (Talvez ela devesse fazer o mesmo?) Se suas listas razoavelmente combinam, então vocês já estão no caminho certo. Mas agora pegue a lista com as suas qualidades e escreva como você as demonstra para seu filho na vida cotidiana. Essa é a parte difícil.

Quase todos nós supomos ser boas pessoas e nossos filhos serão como nós. Mas talvez devêssemos observar nosso comportamento um pouco mais de perto. As crianças não sabem diferenciar certo e errado e não conseguem entender ironias. Adultos conseguem ver seus hábitos menos atraentes, equilibrando os bons e os maus, sabendo que queremos sempre o bem, mesmo se nem sempre o mostramos. As crianças, por outro lado, nos verão fazendo coisas, supor que sejam boas, e adotá-las. Por exemplo, pesquisas recentes sobre posturas intimidadoras na escola, o conhecido bullying, sugerem que os brigões estão acostumados com brigas e ameaças feitas em casa por seus pais, e naturalmente copiam o comportamento ao interagir com outras crianças.

Assim, quando se trata de influenciar seus filhos, não é bom só fazer uma lista de princípios, mas viver os padrões ali anotados e fazer com que seus filhos o vejam fazendo isso. Se tudo isso parecer muito teórico no momento, então, uma maneira de obter benefícios rápidos e práticos para você e seu filho, é olhando para a forma como você e sua companheira interagem. Seu filho será fortemente influenciado no modo como conduzirá relacionamentos observando o modo como seus pais se comportam, assim procure manter qualquer assunto difícil mais privado, mas deixe seu filho ver e participar da relação carinhosa, afetiva e comunicativa que você e sua companheira compartilham.

Questões Disciplinares

A maneira como você orienta e disciplina seu filho inevitavelmente afetará a maneira como ele cresce e se comporta como criança e como adulto. Muita disciplina autoritária pode torná-lo incapaz de tomar decisões mais tarde na vida. Por outro lado, disciplina de menos na primeira infância pode significar falhas no desenvolvimento real do autocontrole ou da aceitação em tomar responsabilidade por seus atos. Então faz sentido seguir um caminho mais flexível que pende para um dos lados em determinados momentos. Essa abordagem adota regras firmes, mas a disciplina vem acompanhada de uma explicação, conversa e um grau de independência de seu filho. Ele crescerá em um ambiente que o apoia e onde suas necessidades são respeitadas. Esperançosamente, esse caminho transformará a criança em desenvolvimento em alguém com autoconfiança, autocontrole e socialmente consciente e, finalmente, um adulto com qualidades similares.

As Regras de Ouro

Seja consistente na abordagem. É muito importante estabelecer limites sensatos e ater-se a eles. Seu filho ficará confuso e frustrado se puder fazer algo em um dia e for repreendido por fazer a mesma coisa em outro dia. Os pais devem concordam em suas estratégias disciplinares, evitando dar a criança uma chance de manipulá-los, colocando um contra o outro.

Dê orientação clara ao seu filho. Seja específico sobre as regras em vez de usar frases vagas. Explique porque precisa ser repreendido, por exemplo por ter batido em alguém de novo depois que você já tinha falado para ele parar. E não o puna duas vezes – se ele já levou bronca de seus pais, não deve ser repreendido novamente pela mesma má-criação.

Use linguagem consistente. Há muitas maneiras de dizer a mesma coisa, mas seu filho provavelmente irá supor que todas têm significados diferentes e ficar confuso. Por exemplo, todas essas palavras e frases essencialmente querem dizer "Não: espere, fique, não faça isso, não se mova, não faça aquilo, largue isso, pare". Tente entrar em acordo com sua

Diferentes Tipos de Punição

Repreensão – Crianças gostam de agradar seus pais, assim uma bronca bem firme quando estão fazendo, ou tenham feito, alguma má-criação, pode ser bem eficaz. Mas só funcionará se feita de forma objetiva e com convicção. Dar broncas constantes no seu filho pela mínima travessura terá um efeito negativo e ele acabará parando de dar atenção. Ao repreender seu filho:

- Veja se tem toda a atenção dele. Olhe nos olhos dele inclinando-se ao nível dele ou sente-o em uma cadeira.
- Sua voz deve ser firme e confiante. Use palavras curtas e objetivas, deixando claro porque você está infeliz.
- Pontue as consequências do mau comportamento recorrente.
- Veja se ele entendeu o que você disse.

Exclusão – Essa é uma maneira simples, eficaz e desvinculada de emoções para corrigir o mau comportamento do seu filho ou simplesmente excluir seu filho de uma situação que só tende a piorar. Quando ele for malcriado, leve-o para um cômodo reservado e peça que sente em silêncio em uma cadeira. Diga a ele

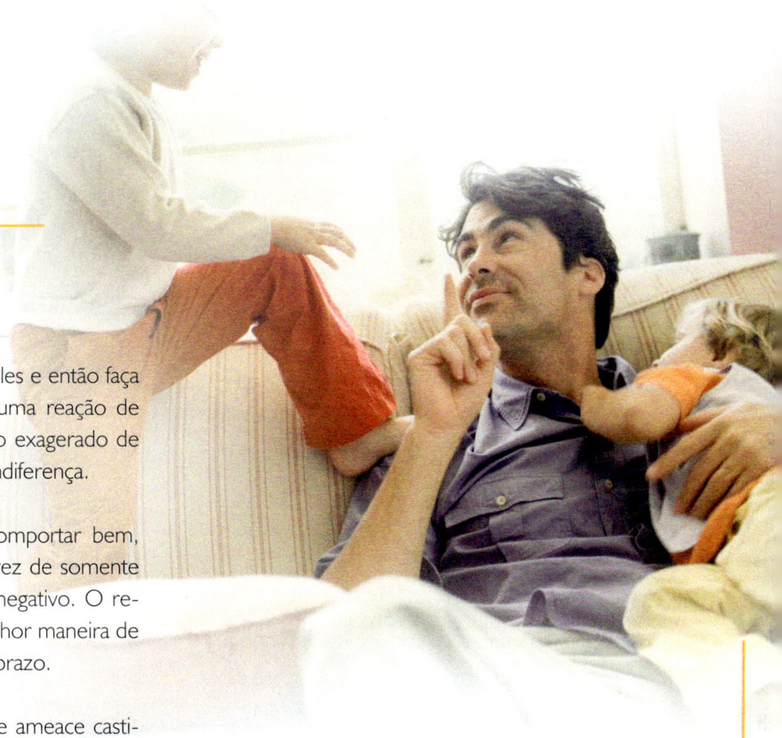

companheira para usar comandos simples e então faça de forma consistente para conseguir uma reação de seu filho. Mas lembre-se de que o uso exagerado de qualquer comando acabará levando à indiferença.

Elogie seu filho. Quando ele se comportar bem, certifique-se de dar crédito a ele em vez de somente comentar sobre seu comportamento negativo. O reforço positivo dos bons hábitos é a melhor maneira de aperfeiçoar o comportamento a longo prazo.

Não faça ameaças vazias. Somente ameace castigos que você poderá cumprir. Por exemplo, dizer que ele nunca mais poderá comer chocolate é uma ameaça com zero por cento de chance de acontecer. Seu filho logo perceberá que você não cumpre o que fala e será difícil enfatizar a disciplina em qualquer nível.

Dê uma chance a seu filho. Certifique-se de que ele tenha oportunidades de tentar um comportamento diferente antes de puni-lo, ou dê a ele um tempo para responder ao pedido. Se estiver chutando uma cadeira, por exemplo, sugira que vá para fora chutar uma bola.

Diga a ele que contará até 10, e avise-o das consequências se ele se recusar a cooperar.

Faça as pazes com seu filho depois. Depois de repreender seu filho, faça com que ele saiba que você ainda o ama mais do que nunca, e então vire a página.

porque está sendo excluído e deixe-o lá por um minuto para cada ano de idade. O ideal é um lugar quieto e isolado, como um corredor. Se ele sair de lá antes do tempo, calmamente leve-o de volta. Repita quantas vezes forem necessárias até o tempo acabar e evite discussões. Quando o tempo acabar, dê um abraço nele e deixe o incidente para lá. Assim como todas as técnicas disciplinares, o uso exagerado tira a eficácia.

Palmadas – A maioria dos pais sente-se tentada a espancar seus filhos em algum momento, e alguns acreditam que um tapinha é uma maneira eficaz de lidar com a má-criação. Deve ser usado apenas com o último recurso, se usado. Bater é proibido em alguns países, mesmo não sendo ilegal; há razões forte para evitar essa postura. Em primeiro lugar, você pode machucar seu filho ou perder o controle. Em segundo lugar, bater é geralmente ineficaz, pois a criança acostuma-se a isso. E, em terceiro lugar, pode induzir seu filho ao comportamento agressivo, pois ele acha que é aceitável se estão fazendo com ele.

Se você realmente bater no seu filho, faça-o de forma incisiva e imediata – um tapa firme na mão quando ele se dirigir ao perigo – e somente quando todas as outras táticas falharam. Só use as mãos e só dê um tapa.

Lidando com o Mau Comportamento

Crianças usam limites para ajudar a regular seus comportamentos. Saber o que se é esperado e até que ponto se pode ir faz com que se sintam seguros. Diretrizes precisam ser estabelecidas e o mau comportamento controlado. Mas uma criança só está aprendendo a controlar seu corpo e seu comportamento, assim, qualquer repreensão vinda de você deve ser apropriada à idade e ao entendimento de seu filho.

Mesmo quando seu filho for grande o suficiente para entender as regras, é normal tentar testar os limites, somente para ver o que pode conseguir. Mas, frequentemente, você pode cuidar de conflitos em potencial prevendo o mau comportamento e excluindo seu filho de cena, estando consciente dos fatores que alavancam tais comportamentos, ignorando ofensas menores e evitando dizer a palavra "não" repetidamente.

Pode ser bem fácil para pais modernos caírem em hábitos mais usualmente associados à figura paterna tradicional, disciplinadora. Estamos mais propensos a tender para uma linha mais durona do que as mães por conta de nossa criação masculina. Isso é reforçado por instintos naturais de proteção às nossas companheiras, assumindo o controle da situação. Algo que parece funcionar a princípio. Seu filho parece ignorar as reclamações da mãe e uma repreensão firme sua surpreende-o e faz com que ele responda ao seu desejo. Entretanto, o impacto logo perde a força se você ficar gritando com ele toda noite e cada vez mais alto para conseguir o que quer. Onde isso chegará?

A disciplina dentro da família trata-se de trabalho em equipe – e trabalho duro. Você não pode esperar resolver as questões disciplinares do seu filho com uma rápida bronca. Se sua companheira é quem cuida dele durante o dia, então a maior influência no comportamento dele virá dela. Mas não é culpa dela ter ficado sem opções, pois, como você sabe, cuidar de uma criança não é tarefa fácil.

A chave para a resolução deste problema é chegar a um acordo que funcione para ambos, ainda que isso requira uma boa quantia de autodisciplina das duas partes. E isso vai inevitavelmente levar mais tempo para ser implementado do que a cura milagrosa que você (e todos os outros pais!) está procurando. Tente falar sobre isso durante o final de semana, e faça mudanças graduais durante o dia e finalmente à noite até conseguir o efeito desejado. Tem de ser uma abordagem em conjunto, aplicando limites consistentes com estratégias combinadas, 24 horas por dia. Mesmo assim, seu filho ainda encontrará brechas e no final do dia será sempre estressante, mas, pelo menos, vocês estão no caminho certo. E nas vezes em que você se perguntar se vale a pena todo o esforço, apenas lembre-se porque está fazendo isso: porque quer que seu filho respeite você em vez de temê-lo.

VAMOS CONVERSAR SOBRE QUESTÕES DISCIPLINARES

Por que você sempre tem a sensação de ser o vilão da história? Você chega em casa do trabalho e sua casa está um caos. Seu filho está fazendo a maior bagunça e sua companheira está aos prantos. Você reclama que ela precisa reforçar a disciplina e depois grita com seu filho quando ele não quer dormir. Sua companheira grita com você por ter gritado com seu filho. Quando chega o final de semana, ela está tão cansada dos chiliques que deixa a disciplina com você. Mas você sente que fica tão pouco tempo com seu filho para passar brigando com ele. Essa situação soa familiar? A primeira coisa a ser feita é conversar calmamente com sua esposa apresentando um panorama distanciado da situação. Pensem em uma estratégia para lidar com o problema com uma data de início. Sustente essa estratégia e só mude o plano se estiver em acordo com sua companheira.

Enfrentando Chiliques

A maioria das crianças entre 18 meses e três anos apresenta ataques de raiva incontroláveis de vez em quando, mas algumas os fazem com mais frequência que outras. Crianças de personalidade mais forte, mais determinada, por exemplo, fazem mais do que crianças mais plácidas e tranquilas. Com algumas crianças, um chilique pode ser uma explosão de raiva que logo desaparece, mas para outros pode durar por algum tempo, com a criança jogada no chão, sacudindo os ombros, jogando coisas, gritando e prendendo a respiração.

VAMOS CONVERSAR SOBRE BATER

Se você consegue evitar bater em seu filho durante a primeira infância, então está indo muito bem. Você com certeza chegará bem perto às vezes, e essa é uma questão que precisa ser discutida com sua companheira antes que seu filho alcance a idade em que haja a possibilidade de fazê-lo. É preciso saber como vocês dois se sentem sobre esse assunto, e discutir maneiras para evitar chegar ao ponto de bater. Se acontecer, indubitavelmente você se sentirá culpado depois e é bom conversar sobre o ocorrido, sem prender-se à culpa, procurando aprender com isso. Também certifique-se de que se um de vocês realmente bater na criança, peça desculpas, dê um abraço e diga o quanto o ama.

Ter um chilique ocasional pode, na verdade, ser bom para o desenvolvimento emocional da criança. Pode liberar sua frustração contida, e ensiná-la que é normal sentir raiva, mas que expressá-la precisa ser controlado. Também significa que seu filho tem energia e assertividade que farão parte de sua postura no futuro. Mas muitos chiliques são exaustivos para a família toda e podem desenvolver um comportamento antissocial. Assim, se seu filho os tem com frequência, tente trabalhar as razões que levam a isso, o quanto for possível, e evite dar início a elas (ver as causas a seguir).

Prendendo a Respiração

Não é incomum ver uma criança prendendo a respiração quando perde a calma. A criança vai ficando mais vermelha e então fica azul ou branca. A respiração geralmente volta nesse momento, mas algumas vezes a criança fica rígida ou mole e até desmaia. Ver seu filho fazendo isso pode ser assustador, mas é bem improvável que lhe faça mal. Se ele ficar inconsciente após prender a respiração, procure um médico para que causas médicas sejam excluídas. Caso contrário, por mais difícil que seja, ignore seu filho quando ele agir dessa forma – não bata nele nem jogue água fria. Na probabilidade dele perder a consciência rapidamente, observe-o com cuidado, mas saia de perto assim que ele começar a voltar a si.

Batendo a Cabeça

Entre um e dois anos de idade, se a criança não tem sua própria maneira de ter um chilique, ela poderá bater a cabeça contra o chão ou a parede. Embora isso o deixe preocupado que seu filho se machuque, ferimentos são raros de acontecer quando fazem isso. Se ele for uma criança normal, bater a cabeça não é algo com que se preocupar e é melhor ignorar a ação. Algumas crianças também batem a cabeça antes de ir dormir, ou se estão cansadas ou entediadas.

Causas de Chiliques

Procurando chamar a atenção – Crianças adoram ser o centro das atenções e um chilique básico pode ser uma maneira de conseguir isso.

- *Frustração* – Isso pode acontecer se seu filho não conseguir algo que deseja, ou por limitação na capacidade, ou se for obrigado a fazer algo que não quer. Escolha as brigas que quer comprar e não brigue por coisas pequenas, realmente sem importância, tais como não querer que ele use uma meia velha ou não deixar que ele escolha a camiseta que vestirá.

- *Imitação* – Ele pode ver e copiar outra criança ou adulto e ter um chilique.
- *Chantagem* – Ele pode usar um acesso de raiva como um dispositivo para conseguir o que deseja.
- *Cansaço* – Chiliques são mais comuns quando a criança está cansada ou excitada demais.
- *Fome* – Crianças que não comem regularmente, e as refeições são muito distantes umas das outras, podem ficar com fome. Certifique-se de que seu filho faça lanches nutritivos entre as refeições.
- *Inconsistência* – Permitir que ele faça algumas coisas, sem orientações claras, mas não faça outras, ou se o pai diz sim e a mãe diz não, confunde e frustra a criança.
- *Expectativas não realistas* – Não espere muito do seu filho, mantenha um período de descanso durante o dia. Se atividades demais forem programadas durante o dia, ou se você espera que ele faça compras com você, quando ele está ocupado brincando, então é mais provável que uma explosão aconteça.

Lidando com Chiliques

Quanto mais for possível, tente identificar quais situações iniciam os chiliques e procure evitá-las. Mas se seu filho realmente o fizer, tente manter a calma e lembre-se que, quando chegar a hora, ele superará essa fase difícil.

Conforme ele vai crescendo, você conseguirá falar melhor sobre os sentimentos de raiva e as maneiras de lidar com eles. Enquanto isso, não perca a cabeça e não ceda, e não tente lidar com isso subornando seu filho, batendo ou ameaçando ele. Tente fazer o seguinte:

- Distraia-o – Aponte para a janela ou sugira um passeio no parque.
- Ignore-o – Se seu filho não tem público, não pode se apresentar. Coloque-o em um quarto isolado até o chilique passar, ou se ele estiver seguro, saia de perto. Se estiver fora de casa, decida onde ficar até o chilique passar e ignore qualquer comentário ou olhar desaprovador, ou fisicamente remova-o de cena com o mínimo de barulho possível. Se seu filho chutar ou gritar, retire de perto qualquer objeto potencialmente perigoso para que ele não se machuque.
- Brinquedos nervosos – Apresente a seu filho alternativas à raiva e à frustração. Baterias de brinquedo ou instrumentos musicais

VAMOS CONVERSAR | SOBRE PROIBIÇÕES

Sua companheira está ficando cada vez mais estressada com o comportamento difícil de seu filho – chiliques regulares e constantes choradeiras entre os chiliques. Na verdade, esse é o comportamento comum enquanto a criança briga para chegar a um acordo com o mundo e luta contra suas próprias limitações. Mas saber disso não facilita em nada. Esse estresse crescente durante o dia significa que é mais provável que sua companheira reaja de forma negativa e, por sua vez, a criança fique mais chorona e mandona. É um ciclo vicioso, mas você pode ajudar sua companheira a minimizar os efeitos. Para começo de conversa, encoraje-a a tirar uma folga completa da vida doméstica saindo à noite ou no final de semana com uma amiga. Espera-se que ela volte renovada e mais capaz de apresentar uma perspectiva positiva sobre a situação. Ajude-a a identificar os períodos mais problemáticos do dia, em que ela precisa de uma folga. Qualquer coisa que ela puder fazer para quebrar o crescimento do estresse, ajuda a evitar com que ela se sinta arrasada no final do dia.

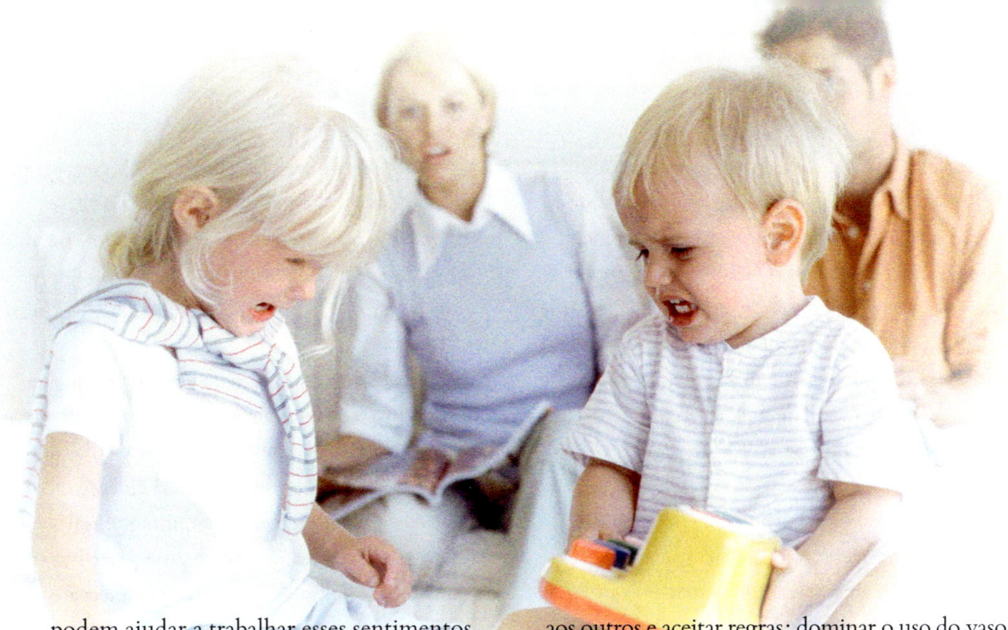

podem ajudar a trabalhar esses sentimentos e canalizá-los de forma construtiva, assim como atividades físicas, como andar de triciclo. Você também pode encorajá-lo a colorir, desenhar ou pintar gravuras.

- Una-se a ele – Se seu filho está gritando, acompanhe-o por um tempo e depois gradualmente diminua a voz – seu filho provavelmente vai imitá-lo até que vocês dois estejam suspirando. Isso ajudará a mostrar que a raiva é mais aceitável se expressa em palavras do que em violência física.
- Faça as pazes – Quando o chilique passar, faça com que seu filho saiba que é natural sentir raiva e que você também sente de vez em quando. Certifique-se de que ele saiba que você ainda o ama e que é do comportamento que você não gosta. Lembre-se de parabenizá-lo sempre que ele recuperar o controle.

Ajudando seu Filho a Conviver com os Demais

Habilidades sociais e comportamento são importantes para transformar seu filho em um indivíduo independente. Essas habilidades incluem encontrar, misturar-se a e comunicar-se com outras pessoas; aprendendo a brincar, dividir, dar a vez aos outros e aceitar regras; dominar o uso do vaso sanitário e aderir aos padrões gerais de limpeza e ainda comer de forma "aceitável". Conforme seu filho for adquirindo essas habilidades sociais, ele também vai ganhando independência e confiança e aprendendo a valorizar a si mesmo e aos outros.

Aprender a fazer amigos e a se dar bem com as pessoas é uma parte essencial do crescimento. Uma criança amigável e querida é mais autoconfiante e diverte-se mais e tem mais oportunidades de brincar.

Nem toda criança é naturalmente confiante e sociável, entretanto, e como tudo mais, a habilidade de fazer amigos e a socialização devem ser aprendidas. As crianças de 1 a 3 anos são egocêntricas, isto é, o centro de seus próprios mundos. Seu filho será incapaz de entender o conceito da divisão ou de que os outros têm sentimentos, e brincar com outras crianças frequentemente o leva às lágrimas por causa de um brinquedo cobiçado.

Conforme seu autoconhecimento for se desenvolvendo, seu filho passa a a demonstrar estar ciente de que o que ele sente, os outros também sentem; isso é conhecido por empatia. Ele pode até responder à tristeza do outro ficando ele mesmo triste. A empatia pode encorajar uma criança a ficar mais generosa e altruísta ao brincar com os outros e é algo que você deveria tentar para ajudar no desenvolvimento de seu filho. Enquanto os aspectos da personalidade dele podem estar aparentes desde o nascimento (se ele chorou muito ou se foi calmo, por exemplo), por volta dos dois aos três anos de idade sua nova personalidade se tornará bastante óbvia.

Enquanto ele está aprendendo a dominar as habilidades locomotivas e de manipulação, ele vai se tornando consciente da habilidade de influenciar suas ações e as dos outros.

Quando não obtiver sucesso em suas tentativas, ele também sofrerá com sentimentos de vergonha e fracasso. Ele deve aprender a lidar com o sucesso e o fracasso de forma aceitável para tornar-se um indivíduo equilibrado.

Você pode ajudar seu filho a integrar melhor os aspectos da personalidade - atividade, sociabilidade e emoção – mostrando a ele como abordar problemas de forma bem-sucedida, distraindo-o quando estiver frustrado e capacitando-o a construir uma autoimagem positiva por meio do elogio sem ridicularizar seus medos.

Promovendo Habilidades Sociais

- Certifique-se de que seu filho está familiarizado com outras crianças indo a lugares em que outras crianças estejam presentes.
- Encoraje o comportamento amoroso em relação a outras pessoas, animais e bonecos.
- Use o transporte público para sair e vá a supermercados ou lanchonetes em que ele tenha de aprender a ficar na fila e esperar pela sua vez.
- Se houver uma disputa com outra criança por um brinquedo, tente não intervir imediatamente, mas fique por perto para evitar qualquer briga e introduzir a ideia de dividir e alternar.
- Assim que seu filho ficar grande o suficiente, elogie qualquer tentativa de divisão. No começo, ele pode estar só querendo agradar você em vez de ter um senso de justiça desenvolvido. Sugira que cada criança alterne a vez para brincar com um brinquedo favorito. Você poderia colocar o despertador para funcionar a cada cinco minutos ou mais.
- Ensine-o que "por favor" e "obrigado" são palavras apropriadas.

Certo e Errado

Aos três anos de idade você precisa ter certeza de que seu filho sabe diferenciar o certo do errado em suas "boas" e "más" ações. Tente explicar a ele de forma simples porque você quer que ele faça uma coisa e não a outra. A maioria das crianças gosta de fazer o que é certo, embora nem sempre isso os impeça de ser malcriados, pois a má-criação é uma forma muito boa de chamar a atenção.

Em vez de concentrar-se nos aspectos negativos da personalidade, a melhor direção é usar o reforço positivo o máximo possível. Elogiar quando ele for cuidadoso com situações ou com os sentimentos de outras pessoas.

Muitas crianças misturam a fantasia e a realidade ou dizem coisas que não são totalmente verdadeiras. Isso não é mentir, mas sim uma parte do comportamento nessa idade – alguns psicólogos acreditam que as crianças somente são capazes de mentir a partir dos quatro anos.

Algumas crianças usam constantemente a palavra "não" mesmo quando querem dizer "sim", mas é simplesmente sua forma de tentar afirmar autoridade.

Problemas com Sociabilidade

Algumas crianças têm problemas em focar a atenção nas coisas por um período maior de tempo, incluindo brincar com outras crianças. Outras passam pela fase dos chiliques, da agressividade, da insegurança extrema ou das mudanças de humores rápidas e frequentes. Na maioria das vezes, esse é um estágio natural do desenvolvimento e não há com que se preocupar. Entretanto, se o "mal" comportamento do seu filho prolongar-se ou se você está tendo problemas para lidar com isso, fale com seu médico e peça aconselhamento.

II

Guia do Bebê Saudável

Cuidando da Saúde do Bebê

Na Inglaterra, as mulheres vão ao médico anualmente duas vezes mais que os homens. É sempre a mesma velha história dos homens acharem que não precisam discutir seus problemas de saúde física ou mental com ninguém mais. Assim, pode ser um choque para um pai de primeira viagem ter de levar seu filho ao pediatra. É provável que você não esteja familiarizado com os procedimentos e a etiqueta da sala de espera ou durante a consulta, e sinta-se desconfortável por ter de interpretar os sintomas de seu filho ao médico.

Com cada vez mais pais assumindo um papel ativo em relação aos cuidados com seu filho, e com as pesquisas mostrando a importância do envolvimento para a saúde e desenvolvimento da criança, até mesmo a área médica reconhece agora que os pais precisam de mais ajuda da sua parte. A Academia Norte-Americana de Pediatria recentemente publicou diretrizes para seus membros, abordando até o encorajamento da mudança de seus consultórios e clínicas para melhor acomodar e envolver os pais.

Uma boa maneira de familiarizar-se com a rotina do consultório que seu filho freqüenta é indo junto com sua companheira quando seu bebê for tomar vacinas. Manter atualizado o calendário de vacinas é vital para a saúde de seu filho, mas as injeções podem ser uma experiência estressante tanto para o bebê quanto para os pais, então procure dar apoio à sua companheira pelo menos na primeira visita.

Nos primeiros anos da paternidade, tem-se a sensação de que seu filho está constantemente doente enquanto ele parece contrair quase todas as doenças disponíveis na região para poder construir seu sistema imunológico. Isso é exaustivo para toda a família, especialmente quando os vírus se espalham. E é importante estar consciente do esforço extra de sua companheira quando cuida de uma exigente criança doente. Pode ser mais difícil se ela estiver amamentando, pois ela pode literalmente sentir sua energia sugada pelos esforços do bebê em receber conforto por meio da sucção contínua. Ao mesmo tempo, bebês que mamam no peito contraem menos infecções do que os que mamam na mamadeira, mas nem parece.

Então, embora o doente seja o bebê, pode ser um momento bastante estressante para mamães e papais, tornando até mesmo doenças menores em algo bem

VAMOS CONVERSAR SOBRE MOMENTOS DE DOENÇAS

No momento em que seu filho e sua companheira ficam doentes ao mesmo tempo, e ela está lutando para cuidar do bebê, é que ela mais precisa sentir seu compromisso com a família. Mas e se você estiver sobre pressão no trabalho e sentir-se dividido entre as prioridades emocionais e as financeiras? Sua lealdade extrema deve ser para com a sua família, mas você tem que ser totalmente sincero com sua companheira. Descubra exatamente o que ela acha ser possível, ou quais favores você pode pedir a determinados amigos – tenha certeza de que favores serão retribuídos um dia. Quanto mais sua companheira lutar contra suas limitações, mais tempo ela ficará doente. Um dia de descanso pode significar sua melhora e capacidade de lidar com o dia seguinte. Todo mundo fica doente em algum momento e tirar um tempo de licença do trabalho para cuidar da sua família doente não deve ser diferente de tirar um dia para cuidar da sua própria doença. Contanto que consiga manter sua credibilidade no trabalho, não há razão para sentir-se culpado.

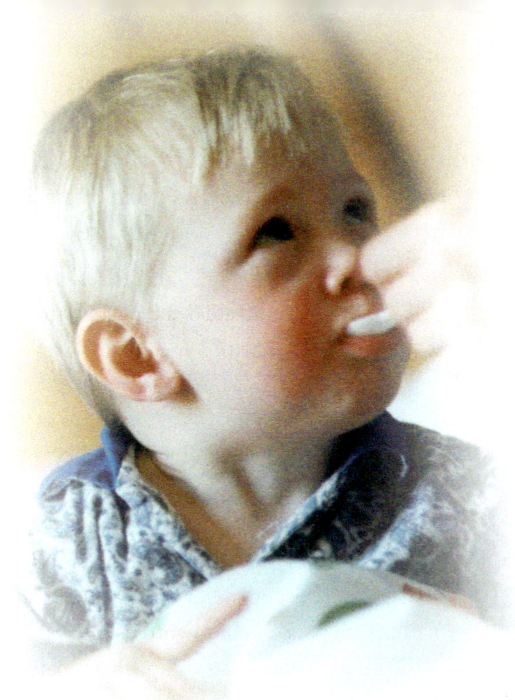

difícil de lidar. Ao acordar no meio da noite para tentar medir a temperatura ou brigar para administrar um remédio para um bebê que chora e está quente, pode ser um verdadeiro trauma para decidir se o problema é sério o suficiente para ir ao médico. Pesquisas mostram que quando uma criança está com febre, os pais tendem a interpretar a temperatura de forma imprecisa e ministram doses e tipos errados de remédio. A chave para fazer a coisa certa nessas situações é ter todo o equipamento necessário e os medicamentos por perto, e manter um bloco de anotações para escrever o que fazer, quais os sintomas e quantas vezes. Isso ajuda a manter o controle da situação e fornece um registro para ajudar o médico em seu diagnóstico, caso seja necessário. Há algumas orientações simples a seguir que podem ajudar a abaixar a ansiedade (veja a tabela que se segue).

Quando Ir ao médico

Recém-nascidos podem ficar doentes de forma muito rápida, assim é importante estar consciente dos sintomas que podem levar à doença. Se seu filho desenvolver quaisquer dos sintomas a seguir, ou não pareça bem, peça aconselhamento médico com urgência.

VISITAS AO MÉDICO

Essas dicas devem ajudar você a tirar o máximo de proveito da visita ao médico quando seu filho estiver doente, diminuindo a ansiedade e dando ao seu médico uma chance melhor de um diagnóstico preciso.

1. Escreva uma lista dos sintomas da criança.
2. Escreva quais remédios foram ministrados, incluindo a hora e a dose.
3. Coloque roupas fáceis de serem retiradas para que o médico examine seu filho com mais agilidade. Mantenha seu filho aquecido com um cobertor ou casaco, se necessário.
4. Se você não esteve no consultório recentemente, pergunte a sua companheira como agir.
5. Leve algo para o bebê tomar e uma troca de fralda, assim como faz quando vai passear.

- Palidez ou cor azulada ao redor da boca e do rosto.
- Febre mais alta que 38° C (100,4° F).
- Corpo rígido ou mole.
- Olhos cor de rosa, sanguinolentos, têm uma descarga branca, ou cílios grudados.
- Manchas brancas na boca.
- Vermelhidão ou sensibilidade ao redor do umbigo.
- Nariz coberto de muco, tornando a respiração difícil ao mamar.
- Diarreia – mais de seis a oito episódios de fezes líquidas por dia.
- Vômito ejetável.
- Vômito há seis horas ou mais, ou acompanhado de febre e diarreia.
- Recusa à alimentação.
- Choro por períodos longos não usuais.
- Fezes com sangue.

Quando seu Bebê Está Doente

Há algumas habilidades básicas que você precisa dominar para poder confortar seu filho doente, garantindo que os remédios sejam tomados de forma eficaz. Crianças pequenas podem ser bem resistentes em aceitar o que é bom para elas, e podem exigir que ambos os pais trabalhem em conjunto para ministrar o remédio. Não espere aceitar logo de primeira e sempre tenha um pano e lenços de papel por perto para limpar a sujeira.

Medindo a Temperatura

A temperatura de um bebê deve ser medida debaixo do braço. Se você usa termômetro digital, limpe debaixo do braço do bebê para remover o suor, depois posicione o bastonete entre o braço e a axila e segure o braço para que ele não saia do lugar. Deixe-o por três ou quatro minutos ou até que bipe. Entre em contato com seu médico se a temperatura for maior do que 38° C (100,4° F). Sempre mencione que se trata de temperatura axilar (medida debaixo do braço), pois a leitura é levemente menor.

Para crianças mais velhas, o termômetro digital auricular é um investimento extra que vale a pena, pois mede instantaneamente e possui memória. Termômetros de tira que podem ser colocados na testa da criança parecem mais fáceis, mas não são tão confiáveis, além de serem difíceis de interpretar.

Usando a Seringa para Dar Remédios Orais

Pode ser uma ótima alternativa ao método da colher se seu bebê recusar abrir a boca ou de manter o remédio. Aconchegue-o em seus braços e coloque a ponta da seringa entre a lateral da gengiva e a bochecha, para evitar que sinta o gosto. Coloque o remédio devagar para evitar que se engasgue e não toque a língua para evitar que vomite.

Dando Remédio com Seringa Falsa

A ponta tem um formato parecido com o bico do seio o que permite que o bebê sugue o remédio. Segure o bebê no colo, apoiando a cabeça na dobra do seu cotovelo. Coloque a ponta da seringa na boca do bebê, como se faz com uma garrafa e empurre o êmbolo devagar.

Pingando Colírio

Essa é uma operação capciosa e uma ideia é prender os braços do bebê para evitar agitação. Deite-o de barriga para cima e incline a cabeça para o lado, com o olho afetado próximo a sua perna. Cuide para não tocar o olho com o frasco, abaixe a pálpebra e aperte as gotas dentro do olho. Você precisará de ajuda para segurá-lo firme.

Pingando Remédio de Ouvido

Deite o bebê de lado com o ouvido afetado para cima. O remédio precisa ser pingado no canal do ouvido, então visualize o canal puxando o lóbulo para baixo. Coloque o frasco próximo ao ouvido para garantir que o alvo seja atingido e segure o bebê com firmeza ao pingar as gotas, usando algodão para impedir vazamentos.

Banho de Esponja

Diminuir a temperatura alta confortará o bebê, ajudando-o a ficar menos irritado. Embrulhe-o em uma toalha e coloque-o no seu colo. Gentilmente esfregue-o com uma esponja embebida em água fervida e esfriada para temperatura ambiente.

Cuidados com algumas Condições Comuns

Resfriados

São causados por diferentes vírus e é provável que seu filho contraia 8 tipos de resfriados até os 12 anos de idade. Uma tosse pode virar um resfriado, mas se seu filho estiver comendo e respirando normalmente, geralmente não há com que se preocupar. Embora resfriados e tosses possam causar desconforto, raramente precisam de tratamento; antibióticos geralmente não são prescritos a menos que haja infecção pulmonar.

Passe vaselina ao redor do nariz do seu filho para que a coriza pare. Mantenha-o fresco e dê a ele muitos líquidos. Evite o uso exagerado de xaropes – uma bebida quente de limão e mel tem o mesmo efeito.

Consulte seu médico se seu filho parecer ter problemas respiratórios, tem febre alta ou parece sentir dor ao tossir, ou tosse de forma contínua por longos períodos.

Laringite

Uma infecção respiratória da laringe causada por vírus ou bactéria. É comum em crianças até os quatro anos de idade. Caracteriza-se por uma tosse ríspida ou de cachorro, coriza, chiado no peito, respiração barulhenta e febre. A maioria dos casos é leve e não dura muito, mas pode ser bem alarmante.

Se seu filho tiver laringite, fique calmo para não assustá-lo ainda mais. Aconchegue-o e mantenha-o sentado. Dê muito líquido e a dose recomendada de paracetamol se houver febre. Um ambiente com vapor pode ajudar a respirar, como uma chaleira, torneiras de água quente aberta no banheiro, uso do umidificador de ambientes ou toalhas molhadas no aquecedor. Ao usar o vapor, cuidado para não queimar a criança. Mantenha as portas e janelas fechadas e encoraje seu filho a inalá-lo.

Entretanto, chame seu médico imediatamente ou leve seu filho ao hospital se ele ficar angustiado ou tiver dificuldade em respirar ou engolir, ficar azul, ou sentir dor nas costelas ao respirar.

Febre

Se a pele do bebê está quente ao tocá-la, ele está relutante em comer, está letárgico ou mostra sinais de uma possível infecção, como resfriado, veja se seu filho tem febre. Se ele tiver menos de três meses, a maioria dos médicos considera ser febre se a temperatura atingir 38° C (100.4° F) ou mais.

Há muitas razões pelas quais um bebê pode ter febre bem após o nascimento. Sua mãe pode ter uma infecção e ter passado para ele, por exemplo. Mesmo se a mãe não tiver febre, uma infecção pode causar febre no bebê. Menos provável, uma temperatura elevada pode estar relacionada ao ambiente do bebê na hora do parto, se estava muito abafado, a temperatura do bebê pode subir.

Não importa a causa, temperaturas elevadas em bebês nunca devem ser ignoradas; pode ser a primeira indicação de um problema mais sério. Geralmente indica algum tipo de infecção. Ele pode ter contraído uma infecção por bactéria ou um resfriado de uma das visitas. De qualquer forma, é preciso levá-lo ao médico para que o tratamento necessário aconteça.

O que é particularmente importante quando seu filho tem febre é anotar a temperatura a cada medida, para que você possa ter um histórico do desenvolvimento. Tenha em mente também que há inúmeras coisas que podem ser feitas para diminuir a temperatura antes de ministrar medicação. Observe o ambiente imediato e pergunte-se o que ele está vestindo, se é possível tirar algumas peças, se o quarto está muito quente, se dá para deixá-lo mais fresco, se o cobertor pesado reflete o calor, e se reflete, se é possível retirá-lo, se ele está muito próximo do seu corpo para elevar a temperatura, se ele deve ficar deitado, quando foi a última vez que ele ingeriu líquidos, se é preciso dar água a ele. Enfim, essas perguntas devem ajudar enquanto o organismo de bebê combate a infecção.

Convulsões por Febre

A temperatura normal do corpo é 37° C (98,6° F). Se a temperatura de seu filho passar do normal 38,5° C (101,3° F), pode resultar em convulsões. Seu filho fica rígido de forma repentina, mantém os olhos abertos, mas não pisca, ou seus membros começam a chacoalhar. Ele pode ficar meio azulado e perder a consciência por alguns minutos. Por mais assustadoras que sejam, essas convulsões são comuns, especialmente entre crianças de seis meses a três anos de idade, e ocorrem devido ao mecanismo de diminuição da temperatura existente no cérebro que é muito imaturo para lidar com isso.

Para evitar que a febre se transforme em convulsão, tire as roupas de seu filho e dê um banho de esponja nele com água morna. A evaporação da água pode ajudar a diminuir a temperatura. Não use água fria, pois contrai os vasos sanguíneos, diminuindo a perda de calor.

Enxugue-o e cubra-o com um lençol de algodão bem leve. Continue medindo a temperatura e vá vestindo-o gradualmente. Se a temperatura começar a subir novamente, repita a operação ou ligue o ventilador. Ofereça muitos líquidos.

Dê paracetamol (12.5 mg/kg por dose) e ibuprofeno (5 mg/kg por dose) de forma alternada, de acordo com as instruções na bula. Isso é mais eficaz para baixar a temperatura ou febre do que apenas um dos componentes. Nunca dê aspirina a uma criança com menos de 12 meses a menos que seja por aconselhamento médico. Se seu filho tiver convulsões, tente não entrar em pânico. Mantenha o banho de esponja, vendo se não está muito frio. Tire de perto qualquer objeto que possa machucá-lo e deite-o de barriga para cima ou de lado, com a cabeça virada para o lado e inclinada levemente para trás, para permitir a passagem do ar. Não coloque nada na boca dele. Fique com ele. A maioria das crises termina em três minutos. Aconchegue-o e chame um médico ou ambulância.

Meningite

É uma inflamação nas membranas que alinha o cérebro e a medula espinhal. Geralmente ocorre por infecção, por vírus ou bactéria. Meningite viral pode ser causada por um número diferente de vírus e é comumente mais leve, sem efeitos colaterais a longo prazo. Muito ocasionalmente pode ser severa e causar problemas sérios.

Em recém-nascidos, a meningite bacteriana é geralmente causada pelo estreptococo do Grupo B. Em bebês com mais de três meses, as três formas mais comuns são: haemophilus influenzae do tipo B (Hib); meningocócico dos Grupos A, B e C. O grupo B é o mais comum, mas o C é o mais severo e requer tratamento hospitalar imediato, pois pode ser fatal se não tratado a tempo.

Se você suspeita de meningite, chame o médico sem atraso ou leve seu filho ao hospital para avaliação urgente. Meningite pode ser difícil de diagnosticar, talvez seja preciso uma punção lombar para confirmação do diagnóstico. Antibióticos serão ministrados se houver suspeita de meningite. Um teste audiométrico pode ser necessário depois de quatro semanas, pois surdez é um dos efeitos colaterais mais comuns da meningite bacteriana. Se a infecção for viral, o bebê deve recuperar-se em poucos dias.

Sinais de Meningite

- Choro agudo.
- Sonolência ou letargia.
- Fontanelas (moleiras) pulsando no topo da cabeça do bebê.
- Vômito.
- Recusa a alimentar-se.
- Palidez e membros frios.
- Sensibilidade à luz.
- Febre e olhar parado.
- Rigidez no pescoço.
- Dificuldade de respiração.
- Convulsão com corpo rígido e sacolejante.
- Manchas roxo-avermelhadas que não saem se pressionadas com um vidro e viram feridas por debaixo da pele.

Dor de ouvido

Dor de ouvido pode ser causada por uma infecção no ouvido médio (otite média), por outra infecção como sarampo ou caxumba ou por dor de dente. Os sintomas incluem febre, dor intensa, mal-estar geral e vômito. Se a membrana timpânica perfurar, haverá pus amarelo ou verde ou sangue na orelha e no travesseiro.

Se a criança tem dor de ouvido, mas está bem, dê paracetamol de 12 em 12 horas. Não pingue óleo ou remédio no ouvido dela. Uma garrafa com água quente, devidamente coberta ou uma bolsa de água quente pode ser colocada debaixo do ouvido para aliviar a dor. Se parecer que há uma infecção, procure um médico. Ele pode prescrever antibiótico ou recomendar o uso de paracetamol e descongestionante.

Primeiros Socorros para Asfixia

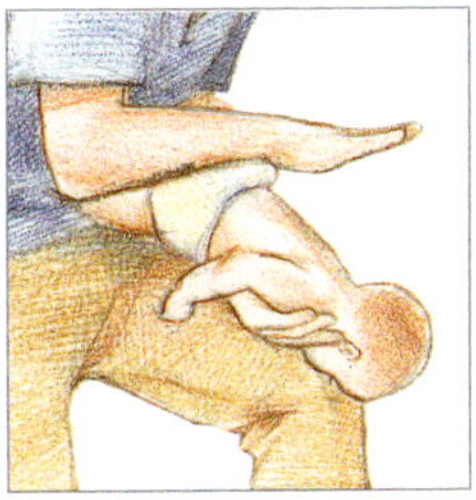

Bebês com menos de um ano de idade geralmente engasgam por ter ingerido ou inalado um objeto estranho que pode se alojar na parte de trás da garganta, causando espasmos musculares. Isso pode bloquear a entrada de ar e deve ser retirado imediatamente. Se suspeitar que o bebê está com asfixia, mas ainda consegue chorar e tossir, permita que ele continue tossindo. Observe cuidadosamente, mas não bata nas costas dele nem dê água.

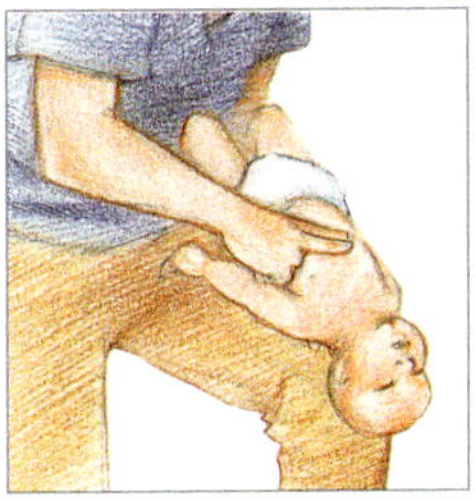

Se ele não consegue chorar, tossir ou respirar, ou está fazendo barulhos agudos, remova qualquer obstrução óbvia primeiro e não enfie os dedos na boca dele. Deite-o no seu antebraço de barriga para baixo, deixe seu braço em cima da coxa com a cabeça do bebê estendida abaixo do seu joelho. Com a outra mão, pressione o bebê entre as omoplatas cinco vezes. Cada pressionada é uma tentativa de retirar o objeto.

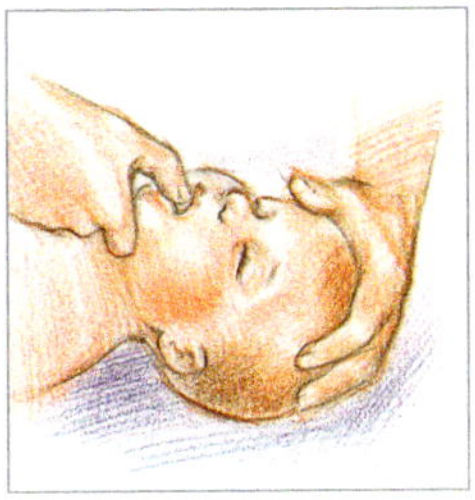

Se seu bebê ainda estiver sufocando, vire-o com cuidado e coloque dois ou três dedos no centro do esterno. Pressione cinco vezes, sendo cada vez com 1 a 2 cm (de ½ a 1 polegada) de profundidade, além de ser uma tentativa de retirar o objeto. Verifique a boca a cada ciclo de cinco pressionadas. Se a obstrução permanecer após 3 ciclos de pressionadas de frente e de costas, ligue 190 e peça uma ambulância. Continue fazendo o mesmo até a ajuda chegar.

Se o bebê perde a consciência, mas ainda respira, coloque-o de barriga para cima, inclinando a cabeça para o lado levemente e, usando um só dedo, cuidadosamente remova qualquer obstrução que haja na boca. Se seu filho continuar inconsciente e parar de respirar, peça ajuda e faça massagem **RCP** (ver página 126). Se houver pulsação, mas não houver respiração, faça respiração boca a boca. Para fazer isso, incline a cabeça do bebê gentilmente para o lado com uma das mãos e erga o queixo para abrir a passagem de ar. Abra a sua boca sobre os lábios e o nariz do bebê, selando-os e respire a cada três segundos até que ele comece a respirar sozinho.

Depois de uma infecção de ouvido seu filho pode apresentar problemas de audição por até seis semanas. Se isso persistir, procure um médico.

Diarreia

Geralmente causada por infecção por rotavírus, a diarreia caracteriza-se por fezes frequentes, líquida e mal cheirosas que podem conter muco e serem de cor marrom, amarela ou verde. Crianças também podem ter uma condição conhecida por diarreia infantil em que episódios de fezes bem moles, contendo pedaços de comida mal-digerida, ocorrem sem razão aparente. Se a diarreia for bem líquida e contiver sangue, continuando por mais de 48 horas, e seu filho também apresentar vômito e sinais de desidratação (pele ou boca seca, olhos fundos e sem urinar por entre 6 a 8 horas, ou está apático), procure um médico imediatamente.

O tratamento deve conter muito líquido e um fluido eletrólito oral. Deixe-o continuar comendo se quiser, mas evite leite ou frutas.

Catapora

Uma infecção viral comum e leve, que a maioria das crianças já teve até os 10 anos de idade, o vírus espalha-se facilmente por gotas aéreas. Em casos raros pode levar a encefalite.

(RCP) Ressuscitação Cardiopulmonar Para Bebês com Menos de Um Ano de idade

1. Deite o bebê em uma superfície firme e plana como o chão ou a mesa, depois gentilmente incline a cabeça do bebê para trás com uma das mãos, e erga seu queixo para abrir a passagem de ar. É importante não inclinar demais a cabeça para não atrapalhar a passagem de ar. Coloque seu ouvido na boca e no nariz e veja, ouça e sinta a respiração.
2. Se seu bebê não estiver respirando, faça respiração boca a boca: Garanta a entrada de ar. Abra a sua boca sobre os lábios e o nariz do bebê, selando-os. Assopre gentilmente dentro dos pulmões observando se o peito sobe. Encha suas bochechas de ar e solte-o a cada vez. Conforme o peito subir, pare de assoprar e deixe-o sair. Faça cinco vezes.
3. Depois faça 30 compressões no peito. Coloque o bebê em uma superfície firme. Procure uma posição no centro do peito, usando dois dedos, pressione fortemente por volta de um terço da profundidade do peito. Pressione 30 vezes em uma velocidade de 100 por minuto.
4. Depois das 30 compressões faça respiração boca a boca duas vezes. Continue a ressuscitação (30 compressões para cada duas respirações) sem parar até a ajuda chegar.

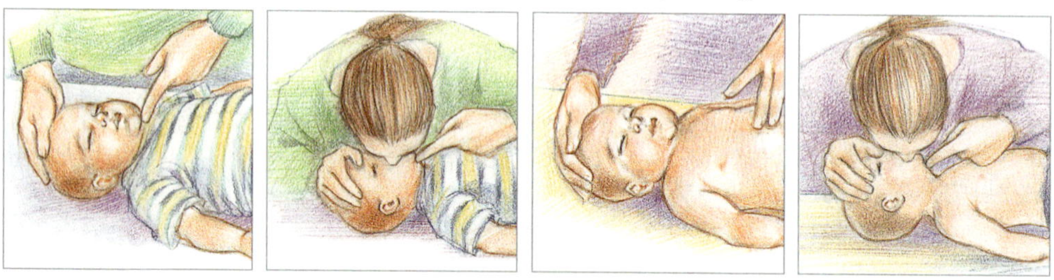

Muitas manchas aparecem depois de três ou quatro dias, modificando-se para bolhas e feridas com casca. Seu filho terá uma leve febre e um mal-estar que pode causar dor de cabeça.

Para amenizar a coceira, dê um banho morno com um copo de bicarbonato de sódio ou acrescente aveia. Não permita que ele se coce, pois podem ficar cicatrizes. Para febre, dê paracetamol e muito líquido. Nunca dê aspirina para essa doença, pois pode causar complicações. Entre em contato com seu médico que ele pode prescrever uma loção anticéptica.

Tente manter seu filho longe de mulheres grávidas, pois catapora na gravidez causa sérios problemas à mãe e ao bebê. Se seu filho teve contato com uma grávida bem pouco antes de ficar doente, peça a ela para entrar em contato com um médico.

Eritema Infeccioso (Quinta Doença)

Uma infecção viral leve muito comum, geralmente ocorre na primavera. O principal sintoma é uma marca, parecida com um bofetão, na bochecha, que dura uns dois dias. Nos próximos três dias, uma alergia vermelha, toda rendada, aparece no corpo. Pode ir e vir por duas semanas. Pode haver febre e coriza.

Mantenha seu filho em ambientes arejados e dê muito líquido. Não é contagioso depois que a alergia aparece, portanto não há necessidade de excluí-lo do contato com os outros. A alergia geralmente causa desconforto e acaba indo embora sem tratamento. Não há complicações.

Rubéola

Essa é uma doença viral, geralmente leve em crianças, mas pode ser muito séria em adultos, portanto, é melhor contraí-la quando criança. A rubéola pode ser prevenida por imunização.

Pode começar como um resfriado, mas manchas aparecem no rosto, espalhando–se para o resto do corpo. A alergia geralmente dura apenas umas noites. Em geral, a criança sente-se bem, mas pode ter um pouco de febre, e nódulos linfáticos aumentados na parte de trás do pescoço e da nuca. Dê muito líquido. Mantenha seu filho longe de mulheres grávidas – se uma mulher grávida tiver rubéola durante os primeiros meses da gravidez pode ser muito prejudicial ao bebê.

Coqueluche

Essa é uma doença muito angustiante e pode ser muito perigosa em crianças pequenas, mas pode ser prevenida por imunização. As complicações incluem pneumonia, convulsões, otites, danos cerebrais e até mesmo morte. Mantenha uma criança com coqueluche longe de crianças não imunizadas.

Coqueluche começa com resfriado e tosse que piora gradualmente causando episódios intensos em sucessão. Isso é exaustivo para seu filho que pode ter muita dificuldade de respirar e pode vomitar ou sufocar-se. A tosse geralmente, mas nem sempre, termina com uma respiração pesada, como se a criança estivesse sem fôlego. Pode durar várias semanas.

Chame um médico. Será preciso ministrar antibiótico, e em casos mais graves, internação. Mantenha a criança em ambiente ventilado. Dê muito líquido e ofereça comida sempre após um episódio de tosse. Se ele tiver um ataque de tosse asfixiante, coloque-o de joelhos incline-o para frente e gentilmente bata nas costas dele para soltar o catarro.

Impetigo

Infecção bacteriana comum de pele em crianças que geralmente ocorre ao redor do nariz e da boca. Espalha-se rapidamente, especialmente quando no calor. Complicações incluem inchaço ou nódulos linfáticos, septicemia ou inflamação nos rins.

Manchas e bolhas cheias de um fluido amarelo grudento saem da pele. O fluido seca, causando uma ferida com casca cor de mel na pele.

Procure um médico, pois impetigo pode espalhar-se rapidamente se não tratado. Antibióticos de uso tópico, cobertos por curativos e às vezes, antibióticos orais, serão necessários. Lave as áreas infectadas com água quente; enxugue com toalha de papel. Mantenha as toalhas e afins de seu filho separadas do restante da família. Deixe a criança em casa até que se recupere totalmente.

Eczema Infantil

Também conhecido por dermatite atópica, essa é a forma mais comum de eczemas em bebês com menos de 1 ano de idade. É uma alergia relacionada à asma e à febre de feno. Pode ser herdada, mas pode ser também um caso isolado. Aparece comumente no rosto ou na cabeça ou atrás da orelha. Seu filho pode ficar apenas com alguns pontos de pele seca; mas se o eczema for agudo, a pele pode ficar inflamada e gotejante. Isso provoca uma coceira intolerável, então seu bebê não quererá parar de coçar.

Embora possa ser melhorada, mas não curada, a maioria deixa de ter os sintomas ao crescer. É importante manter estritos cuidados com a pele sob supervisão médica. Emolientes evitarão que a pele de seu filho coce e fique seca. Cremes à base de esteroides podem reduzir a inflamação, mas geralmente só são usados se o eczema do bebê não reagir aos emolientes. Podem ser prescritos antibióticos para melhorar a infecção em casos agudos.

Usar luvas também ajuda a impedir a coceira. Amamentar durante os primeiros seis meses pode proteger um pouco contras alergênios.

Índice